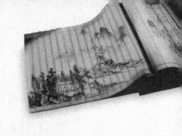

中医内科
临床治疗学

李洁 著

吉林科学技术出版社

U0309152

图书在版编目（CIP）数据

中医内科临床治疗学 / 李洁著. –– 长春：吉林科
学技术出版社，2018.6（2024.8重印）
ISBN 978-7-5578-4635-0

Ⅰ.①中… Ⅱ.①李… Ⅲ.①内科—疾病—中医治疗
法 Ⅳ.①R259

中国版本图书馆CIP数据核字(2018)第140604号

中医内科临床治疗学

出 版 人　李　梁
责任编辑　孟　波　孙　默
装帧设计　陈　磊
开　　本　787mm×1092mm　1/32
字　　数　170千字
印　　张　5.75
印　　数　1-3000册
版　　次　2019年5月第1版
印　　次　2024年8月第3次印刷

出　　版　吉林出版集团
　　　　　吉林科学技术出版社
发　　行　吉林科学技术出版社
地　　址　长春市人民大街4646号
邮　　编　130021
发行部电话/传真　0431-85635177　85651759　85651628
　　　　　　　　　　85677817　85600611　85670016
储运部电话　0431-84612872
编辑部电话　0431-85635186
网　　址　www.jlstp.net
印　　刷　三河市天润建兴印务有限公司

书　　号　ISBN 978-7-5578-4635-0
定　　价　68.00元

前　言

　　中医学是具有中国特色的生命科学，是医学门类的一级学科。中医学源远流长，绵延数千载，它为民族的繁衍，国家的昌盛曾做出过重大贡献。中医内科学作为中医学的主干学科和临床主学科的基础，对于继承与创新辨证论治及相关理论和方法，都能发挥主力军的作用。本书本着取之于临床，用之于临床的原则编写审定，希望能成为广大中医临床工作者的参考书。

　　本书所列病证均为常见病、多发病、基础病，针对每个病证分别从概念、病因病机、临床诊断、辨证论治等方面进行论述。全书重点突出，思路连贯，力求达到启发读者临床思维，开阔医学视野，提高诊疗水平的目的。

　　由于本书篇幅有限，难以将所有疾病全部列入。虽然在编写过程中编者精益求精，对稿件进行了多次认真的修改，但由于编写经验不足，加之时间有限，书中难免存在不足之处，敬请广大读者提出宝贵的修改建议，以期再版时修正完善。

目 录

第一章　肺系病证

第一节　感冒

一、概念

1.主症：以流涕，鼻塞，恶寒，发热，咳嗽，头痛，全身不适为主要临床表现。

2.病机要点：卫表不和。

3.在一个时期广泛流行，证候多相似者，称为时行感冒。

二、病因病机

感冒的病因有外因和内因。外因包括六淫和时行疫毒，内因主要是正气虚弱，肺卫功能失常。病位主要在肺卫，而又以卫表最为关键。其基本病机是卫表不和。

1.外感六淫邪气或疫毒，从皮毛或口鼻侵犯人体，使肺卫失和而发病。

外邪从口鼻、皮毛入侵，肺卫首当其冲。风袭肺卫，卫表不和。风性轻扬，多犯上焦。肺处上焦，外合皮毛，职司卫外。感邪之后，病邪从表自上而入，内合于肺，故尤以卫表不和为其主要方面。

时行疫毒是具有强烈传染性的致病因素，多由于四时之令不正，非其时而有其气所产生。

2.正气虚弱，肺卫功能失常，卫外不固，易为外邪所侵而发病。

若气候突变,寒温失常,或生活起居不当,寒温失调,或过度劳累,可使肌腠不密,易受外邪侵袭。若体虚之人,气血阴阳不足,腠理不固,正气无力托邪外出,易形成体虚感冒。

总之,感冒的病因不同,病变过程有所区别。由于四时六气不同,以及人体素质的差异,故临床表现的证候有风寒、风热和暑湿兼夹之证,在病程中且可见寒与热的转化或错杂。如感受时行疫毒则病情多重,甚或有变生它病者。

三、诊断

1.临床表现:初起多见鼻窍和卫表症状。鼻、咽作痒而不适,鼻塞,流清涕,喷嚏,声重而嘶,头痛,恶风等。继而恶寒发热、咳嗽、咽痛、肢节酸重不适等。部分患者病及脾胃,而表现胸脘痞闷、恶心、呕吐、食欲减退、大便稀溏等症。

2.四季皆可发病,以冬春两季为多。

3.病程较短,一般3～7天,普通感冒不传变。

4.时行感冒多呈流行性,在同一时期发病人数剧增,且病证相似,多突然发病。其恶寒、发热、周身酸痛、疲乏无力等症状较普通感冒为重。甚则寒战、高热,且可化热入里,变生它病。

四、鉴别诊断

1.感冒尤其是风热感冒与风温初起症状颇相似,需要鉴别。

表 1-1　感冒与风温鉴别

	感冒	风温
主症	恶寒发热较轻或无,汗出后身凉脉静	必有发热且较高,或寒战;汗出后热虽暂降,但脉数不静,身热旋即复起
次症	鼻塞,流涕,多嚏,咽痒,咽痛,周身酸楚不适	周身酸痛、疲乏无力,甚至出现神志昏迷、惊厥、谵妄等
预后	病情较轻,不传变,预后良好	病势急骤,病情较重,可传变入里

2.普通感冒须与时行感冒相鉴别

表 1-2　普通感冒与时行感冒鉴别

	普通感冒	时行感冒
病情	轻	重
全身症状	轻	重
传染性	无	有
传变	少	多

五、辨证论治

（一）辨证要点

1.辨风寒感冒与风热感冒

2.辨兼夹证

（二）治则治法

感冒的基本治疗原则是解表达邪。感冒的病位在卫表肺系,治疗应因势利导,从表而解,遵"其在皮者,汗而发之"之义。

风寒感冒治以辛温解表,风热感冒治以辛凉解表,暑湿杂感者又当清暑祛湿解表。

虚人感邪则应扶正与解表并施。外邪入里,表里证均见者当解表清里。时行感冒多为风热重症,除辛凉解表外,应重用清热解毒之品。

（三）分证论治

1.风寒感冒

【主症】　轻者鼻塞声重,喷嚏,时流清涕;重者恶寒重,发热轻,无汗,头痛,肢节酸痛。

【兼次症及舌脉】　咽痒,咳嗽,吐稀薄痰色白,口不渴或渴喜热饮,舌苔薄白而润,脉浮或浮紧。

【病机要点】　风寒束表,肺卫失和。

【治法】　辛温解表,宣肺散寒。

【主方】　轻者用葱豉汤,较重者用荆防败毒散。

2.风热感冒

【主症】　发热,微恶寒,汗出不畅,头痛,流黄浊涕,口干而渴,咽喉红肿疼痛。

【兼次症及舌脉】　咳嗽,痰黄黏稠,咽燥,舌边尖红,舌苔薄白或微黄,脉浮数。

【病机要点】　风热犯表,卫表失和,肺失清肃。

【治法】　辛凉解表,清肺透邪。

【主方】　银翘散。

3.暑湿感冒

【主症】　发于夏季,身热,汗出热不解,微恶风,头昏重胀痛。

【兼次症及舌脉】　面垢,鼻塞流浊涕,心烦口渴,胸闷欲呕,小便短赤,舌红苔薄黄而腻,脉濡数。

【病机要点】　暑湿伤表,表卫不和,肺气不清。

【治法】　清暑祛湿解表。

【主方】　新加香薷饮。

4.体虚感冒

(1)气虚感冒

【主症】　恶寒较甚,发热,无汗,头痛鼻塞,气短懒言,反复发作,稍有不慎则发病。

【兼次症及舌脉】　年老或多病,恶风,易汗出,舌质淡,苔薄白,脉浮而无力。

【病机要点】　正虚邪侵,卫表不固,气虚托邪无力。

【治法】　益气解表。

【主方】　参苏饮。

(2)阴虚感冒

【主症】　身热,微恶风,无汗或微汗。

【兼次症及舌脉】　阴虚体质或病后常有盗汗,头晕心悸,心烦,口干不欲饮,干咳痰少,舌质红,苔剥落或无苔,脉细数。

【病机要点】　阴虚燥热,卫表不和,肺失清肃。

【治法】　滋阴解表。

【主方】　加减葳蕤汤。

第二节　咳嗽

咳嗽是由外感或内伤导致肺气宣发肃降失常而上逆的一种疾患。有声无痰者称为咳或干咳,有痰无声者谓之嗽,既有痰也有声者,称为咳嗽,临床上两者难以截然划分,故一般通称咳嗽。

一、疾病诊断

咳嗽本是一种保护性反射动作,能将呼吸道内异物或分泌物排出体外。长期反复咳嗽多为病理性,提示呼吸道有器质性病变存在。

1.急性咽炎　咳嗽常为刺激性干咳。咽部干、痒、灼热感,异物感,时咽痛,咽部分泌物多,稠厚,附于咽壁,常有"吭"、"咯"声,说话多时声音嘶哑。咽黏膜普遍充血,咽后壁血管扩张,淋巴滤泡增生。可伴有扁桃体肿大。常有咽侧索淋巴组织增生。

2.急性喉炎　哮吼样咳嗽,有时伴有高烧,常在夜间突然憋醒,伴有吸气时喉喘鸣,呼吸困难。喉镜检查:喉充血,声带肿胀,有黏液性分泌物,喉腔狭小。

3.慢性咽炎　刺激性干咳,咽喉干燥,声音嘶哑,尤其讲话过多、疲劳后明显。喉镜检查:喉黏膜充血,声带充血、增厚等。

4.咽喉结核　早期干咳或轻度声嘶,往往下午或晚上加重。咽颊苍白、水肿。后期持久性严重咳嗽,咽喉部位疼痛,吞咽痛,声嘶逐渐加重。活检可确诊。

5.急性支气管炎　先有鼻塞、流涕、咽痛、发热、恶寒等上感症状。开始干咳,伴胸骨下刺痒而闷痛,过1～2天后有痰,初为黏液,后为黏液脓性,可伴有血丝。胸部听诊呼吸音粗糙,并有干、湿性啰音。X线检查大多正常或肺纹理增粗。

6.慢性支气管炎　多发生于中、老年人。慢性咳嗽或咳痰，一年中持续3个月以上，连续出现二年以上。咳痰多为大量黏液泡沫痰。常有反复的下呼吸道继发性病毒或细菌感染。肺部听诊有散在性干性啰音或小、中湿啰音。X线检查可见肺纹理增粗及肺气肿征象。

7.百日咳　初期有急性上呼吸道感染症状(卡他期)。约1～2周后出现阵发性痉挛性咳嗽(痉咳期)，伴以深长的鸡啼样吸气声，约经2～6周咳嗽逐渐缓解(减退期)，有时也迁延日久难愈。

8.支气管扩张　反复咳嗽，病程较长。咳脓痰，继发感染时加重，痰液静置可分三层，上层为泡沫，中层为黏液，下层为脓块。咯血量一般由少而多，多呈鲜红色。听诊病变部位湿啰音，呼吸音减低，叩诊浊音。胸平片肺纹理增多、紊乱，或见环状或条状透明阴影。可作支气管碘油造影。

9.肺炎　包括细菌性、病毒性、肺炎支原体、立克次氏体引起的肺炎。咳嗽、咳铁锈色痰、脓痰、血痰或黄痰，或干咳少痰。高热恶寒或寒战，胸痛，呼吸急促，全身乏力。肺部听诊呼吸音可降低，干湿啰音，X线检查可帮助确诊。白细胞总数可增高。

10.肺结核　咳嗽，咳黏痰或脓痰，痰中带血，胸痛，呼吸困难或紫绀，伴发热，长期低热或潮热，盗汗，倦怠乏力，面颊潮红等。听诊往往在肺上部呼吸音减低、湿啰音。痰液中可找到结核杆菌。血沉增快，结核菌素试验阳性。肺部X线检查可确诊。

11.肺脓肿　咳嗽，咳痰，畏寒，高热，约一周后开始咳大量脓痰，痰液静置可分三层，上层泡沫，中层黏液，下层脓块；痰液腥臭，胸痛。肺部叩诊浊音，听诊呼吸音减低，多量湿啰音。化验白细胞计数及中性粒细胞数明显增高。X线检查可帮助确诊。

12.肺癌　咳嗽，干咳或咳少量黏液痰，痰中带血，胸部隐痛不适，气促，病人逐渐消瘦，乏力，低热而出现恶病质。锁骨上窝和腋下淋巴结可肿大。听诊局部可闻及哮鸣音或呼吸音降低。X线检查可协助诊断。必要时可做支气管镜、CT检查等。痰脱落细胞检查可确定肺癌细胞类型,故为重要诊断方法之一。

13.胸膜炎与胸腔积液　咳嗽胸部刺痛,深呼吸或咳嗽时疼痛加重。胸闷、气促。可伴有发热、畏寒等全身症状。患侧胸部饱满,呼吸音减弱,叩诊明显浊音。X线检查可确诊。

其他疾病如尘肺、急性肺水肿、肺囊肿等,也可引起咳嗽。

二、辨证治疗

咳嗽辨证分外感和内伤两大类。外感咳嗽常见有风寒袭肺、风热犯肺和燥邪伤肺。内伤咳嗽分痰湿蕴肺、痰热壅肺、肝火犯肺、肺阴亏虚等。

1.风寒袭肺　咳嗽,咳痰稀薄色白,伴鼻塞、流清涕、喷嚏、恶寒、头痛,苔薄白,脉浮紧等风寒表证。治则:疏风散寒、宣肺止咳。杏苏散加减:苏叶、茯苓、杏仁、前胡、桔梗各10克,枳壳、陈皮、半夏各6克,生姜4片,大枣10枚,水煎服。简易方,枇杷叶、苏叶各10克,杏仁6克,水煎服。

素有慢性支气管炎病史,饮邪内伏,又外感风寒,咳嗽,胸闷气急,咳痰稀白量多,苔白滑,脉浮弦或滑,治用小青龙汤外散风寒,内化水饮。

2.风热犯肺　咳嗽频作,气粗或咳声嘶哑,咽痒、干燥或疼痛,咳黏稠或黄稠痰,咳痰不爽。伴自汗、流黄涕、头痛、肢体酸楚、恶风、身热,苔薄黄,脉浮数等。治则:疏风清热,化痰止咳。桑菊饮加减:桑叶、连翘、芦根、菊花、薄荷各10克,桔梗12克,杏仁6克,甘草3克。水煎服。咽痛甚者,加射干、挂金灯等,痰多色黄者,加瓜蒌、川贝母等。

3.温燥伤肺　干咳,连声作呛,无痰或痰少而粘连成丝,不易咯出,或痰中带有血丝。喉痒,咽喉干痛;唇鼻干燥,初起可有发热恶寒之表证。舌红苔薄黄而干,脉浮数或细数。治则:疏风清热、润肺止咳。桑杏汤加减,桑叶、豆豉、沙参、浙贝母、山栀各10克,梨皮15克。水煎服。燥热明显者加麦冬、知母、生石膏。

4.凉燥袭肺　咳嗽,痰少或无痰,咽干唇燥,咽痒,头痛,恶寒,发热,无汗。舌苔薄白而干,脉浮紧。此为燥邪兼风寒之邪,治则:疏风散寒,润肺止咳。止嗽散加减:紫菀12克,百部、桔梗、白前、荆芥各10克,甘草3克,陈皮6克。水煎服。

外感咳嗽治以宣肺祛邪为主,"治上焦如羽",药宜轻清。宣肺药用之不可太多,量不可太大,煎药时间不可过长。

5.痰湿蕴肺　咳嗽多痰,痰色白而质稀或粘滞,胸脘作闷,食纳不佳,四肢乏力。咳嗽日久,或反复发作,每天晨起或食后则咳甚痰多,或大便溏薄。舌苔白腻,脉象濡滑,此为脾虚而痰湿内生。治则:健脾燥湿,化痰止咳。二陈汤合三子养亲汤加减:半夏、苏子、莱菔子、陈皮各10克,茯苓15克,甘草、白芥子各6克。水煎服。痰多、胸闷明显加苍术、厚朴、薏苡仁、杏仁等,增强理气、燥湿、化痰之力。痰多质稀或粘白如冻,形寒肢冷,证属寒痰者,加干姜、细辛温肺化痰。久病脾虚,动则咳嗽,咳则汗出,四肢乏力者,加党参、白术、炙甘草益气健脾。

6.痰热壅肺　咳嗽气粗,痰多质黏稠或稠黄,咯吐不爽或带腥臭味,或吐血痰。胸胀可伴胸痛,口苦口干,舌红苔黄腻,脉滑数。临床多见于急性支气管炎、肺炎、肺脓肿等病人。治则:清热化痰、肃肺止咳。清金化痰汤加减:黄芩、知母各12克,瓜蒌仁、桔梗、桑皮各15克,川贝母、麦冬、山栀、橘红、茯苓各10克,甘草6克。水煎服。痰黄如脓腥臭者,加银花、薏苡仁各30克,鱼腥草、冬瓜子各15克;胸满咳喘、便秘者,加葶苈子15克,大黄10克。肺与大肠相表里,肺热多伴大肠有热,大便干结,通泄大肠则热有出路,事半功倍矣。

黄芩清热泻火,长于清泻肺热。桑白皮具有清肺消痰,降气平喘之功。二药配用清肺泻热之力明显增强。还可用矮地茶性寒,清热祛痰,止咳平喘。金荞麦清热解毒,清肺化痰,健脾消食。海蛤粉清肺化痰,软坚散结。

7.肝火犯肺　咳嗽气逆阵作,咳时连声,甚则咳吐鲜血或痰带血丝。咳时面赤,咽喉干燥,痰黏难咯,性急易怒,胸胁串痛。有的有明显情绪刺激病史。舌苔薄黄少津。脉弦数,此型常见于咽炎、支气管炎、间质性肺炎病人。治则:平肝降火,清肺止咳。加减泻白散合黛蛤散主之:地骨皮 12 克,青皮、桑白皮、人参、白茯苓、陈皮各 10 克,五味子、甘草各 6 克,粳米 15 克。水煎服。青黛 1 克(冲),海蛤粉 1 克,蒲黄 1 克(冲)。咳嗽频作、火热盛者加山栀、胆草等;咳血者,加白及、侧柏叶、仙鹤草等;咳久、咽燥口干伤津者,加沙参、麦冬、花粉等。

8.肺阴亏虚 干咳无痰,或痰少粘白难咯,或痰中带血,声音嘶哑,或伴五心烦热,潮热颧红、盗汗,日渐消瘦,舌红少苔,脉细数。此型多见于慢性咽炎、肺结核、肺炎恢复期等。治则:滋阴润肺,宁嗽止咳。百合固金汤加减:生地、玄参、浙贝母、熟地各 10 克,麦冬、百合各 15 克,杭芍、当归、桔梗各 6 克,甘草 3 克,水煎服。咳嗽甚者,加百部、紫菀、款冬花;痰中带血者,加白及、茜草、藕节;咳黄痰,粘腻不爽者,加海蛤粉;低烧、五心烦热、潮热、颧红者,加青蒿、鳖甲、胡黄连等;盗汗明显者,加乌梅、浮小麦等。

9.脾肺气虚 咳嗽日久,声低无力,气短神疲,食少纳呆,恶风,自汗易感冒,苔薄白,舌质淡,脉弱。此型多见于慢性支气管炎与肺部疾病,尤其肺气肿、肺心病病人。治则:补益脾肺,益气止咳。四君子汤合补肺汤治之。人参(另煎)、白术、黄芪、熟地、紫菀各 10 克,茯苓 15 克,甘草、五味子各 6 克,桑白皮 12 克,水煎服。

"咳不离乎肺",咳嗽是肺气上逆的表现。引起肺气上逆的原因很多,外感咳嗽无非六淫邪气袭肺所致。内伤咳嗽多因肺脏本身有病或他脏有病累及肺脏。辨证咳嗽要注意咳嗽久暂、声音、发作时间,以及痰色、量、性质等。长期咳嗽,逐渐加重,要仔细检查,排除恶性肿瘤。

针刺治疗咳嗽,主穴有天突、丰隆、肺俞、大椎、合谷等。

第三节　哮病

一、概念

1.哮病是一种发作性的痰鸣气喘疾患。发作时喉中有哮鸣声,呼吸气促困难,甚则喘息不能平卧。

2.病机要点:痰阻气道,气道挛急,肺失肃降,肺气上逆。

二、病因病机

哮病多因宿痰伏肺,复因外邪侵袭、饮食不当、情志刺激、体虚劳倦等诱因引动,以致痰阻气道,气道挛急,肺失宣降,哮鸣有声。

1.外邪侵袭　外感风寒或风热之邪,未能及时表散,邪郁于肺,壅遏肺气,气不布津,聚液生痰;或吸入花粉、烟尘、异味气体等,累及肺系,肺失宣降,导致津液凝聚,痰气上涌,发生哮喘。

2.饮食不当　贪食生冷,脾阳受困,寒饮内停,或嗜食酸咸肥甘,积痰蒸热,或因进食海膻鱼虾蟹等发物,而致脾失健运,饮食不归正化,水湿不运,痰浊内生,上干于肺,壅阻肺气而发哮病。

3.情志失调　情志不遂,肝气郁结,枢机不利,则肝气不能升发,肺气难以肃降;郁怒伤肝,肝气亢旺,不受金制,反侮肺金;或肝郁化火,木火刑金,或肝郁化风,或肝之阴血不足,血燥生风,阴虚风动,内风自伏,皆可上扰肺金,使肺肃降无权。此外肝气郁结,疏泄失职,木不疏土,或木旺乘土,均可导致脾失健运,津聚为痰,上贮于肺,痰气搏结,发为哮病。

4.体虚病后　素体禀赋薄弱,体质不强,或病后体弱导致肺、脾、肾虚损,痰浊内生,成为哮病之因。若肺气耗损,气不化津,痰饮内生;或阴虚火盛,热蒸液聚,痰热胶固;脾虚水湿不运,肾虚水湿不能蒸化,痰浊内生,均成为哮病之因。一般体质不强多以肾虚为主,多见于幼儿,故有"幼稚天哮"之名;病后所致者以肺脾虚为主。

总之,哮病分发作期和缓解期。该病以寒热为纲,风、痰、气、瘀、虚为目。发作期以肺为主,痰为该病宿根,遇外感引触,风鼓痰涌,气郁气逆,痰随气升,气因痰阻,痰气搏结,壅塞喉管,故喉中哮鸣有声。缓解期表现为肺脾肾虚。痰为哮喘主要病理因素,日久可兼夹血瘀。若大发作,邪实与正虚错综并见,肺肾两虚而痰浊壅盛。因肺助心主治节,贯于心肺之宗气有赖于肺之正常呼吸,心阳根于命门之火,严重者因肺不能治理调节心血之运行,宗气不能充养心之阳气,命门之火不能上济于心,则心阳同时受累,甚至发生"喘脱"危候。

三、诊断

1.发时喉中有哮鸣声,呼吸气促困难,甚则喘息不能平卧。

2.呈反复发作性,多与先天禀赋有关,每因外邪、异味或情志刺激、劳累等诱发。

3.多有过敏史或家族史。

四、鉴别诊断

哮病须与喘证相鉴别

表 1-3　哮病与喘证鉴别表

	哮病	喘证
相同	都有呼吸急促、困难的表现	
不同	哮是一种反复发作的独立性疾病	喘是多种肺系急慢性疾病的一个症状
	哮指声响言,喉中哮鸣有声	喘指气息言,为呼吸气促困难
	哮必兼喘	喘未必兼哮

五、辨证论治

(一)辨证要点

哮病总属邪实正虚之证。发时以邪实为主,而未发时以正虚为主。

1.发作期辨寒、热、风哮

2.缓解期辨肺脾肾虚

(二)治则治法

1.发作期当攻邪治标,祛痰利气,寒痰宜温化宣肺,热痰当清化肃肺,风哮当祛风化痰平喘。寒热错杂者,当温清并施,表证明显者兼以解表,反复日久,正虚邪实者,又当攻补兼施。

2.缓解期应扶正治本,阳气虚者应予温补,阴虚者则予滋养,分别采取补肺、健脾、益肾等法,以冀减轻、减少或控制其发作。

(三)分证论治

1.发作期

(1)寒哮

【主症】 呼吸急促,喉中哮鸣有声,胸膈满闷如塞。

【兼次症及舌脉】 咳不甚,痰色白而有泡沫。口不渴或渴喜热饮,形寒怕冷,天冷或受寒易发,面色青晦,舌苔白滑,脉弦紧或浮紧。

【病机要点】 寒痰伏肺,遇感触发,痰升气阻。

【治法】 温肺散寒,化痰平喘。

【主方】 射干麻黄汤。

(2)热哮

【主症】 喉中痰鸣如吼,气粗息涌,胸高胁胀。

【兼次症及舌脉】 咳呛阵作,咯痰色黄或白,黏浊稠厚,咯吐不利,口苦,口渴喜饮,汗出,面赤,或有身热,舌苔黄腻,质红,脉滑数或弦滑。

【病机要点】 痰热蕴肺,壅阻气道,肺失清肃。

【治法】 清热宣肺,化痰定喘。

【主方】 定喘汤。

(3)浊哮

【主症】 喘咳胸满,但坐不得卧,痰涎涌盛,喉如曳锯,咯痰黏腻难出。

【兼次症及舌脉】 呕恶,纳呆,口黏不渴,神倦乏力,或胃脘满闷,或便溏，或胸胁不舒，或唇甲青紫。舌质淡或淡胖，或舌质紫暗或淡紫，苔厚浊。

【病机要点】　痰浊内伏，外因引动，阻塞气道，壅遏肺气。

【治法】　化浊除痰，降气平喘。

【主方】　二陈汤合三子养亲汤。

（4）风哮

【主症】　哮喘反复发作，时发时止，发时喉中哮鸣有声，呼吸急促，不能平卧，止时有如常人。

【兼次症及舌脉】　咳嗽痰少或无痰，发前自觉鼻痒、咽痒、喷嚏、咳嗽。或精神抑郁，情绪不宁；或伴形体消瘦，咽干口燥，面色潮红或萎黄不华。舌质淡或舌质红少津，苔薄白或无苔，脉浮或弦细。

【病机要点】　外风袭肺，或内风扰肺，风摇钟鸣。

【治法】　祛风化痰，宣肺平喘。

【主方】　华盖散。

2.缓解期

（1）肺虚

【主症】　气短声低，喉中时有轻度哮鸣，咳痰清稀色白，常由气候变化诱发。

【兼次症及舌脉】　面色㿠白，平素自汗，怕风，常易感冒，发作前喷嚏频作，鼻塞流清涕。舌质淡，苔薄白，脉细弱。

【病机要点】　肺虚卫外不固，肺气失宣，肺窍不利。

【治法】　补肺固卫。

【主方】　玉屏风散。

（2）脾虚

【主症】　气短不足以息，少气懒言，每因饮食不当引发。

【兼次症及舌脉】　平素食少脘痞，痰多，便溏，倦怠无力，面色萎黄不华，或食油腻易腹泻，或泛吐清水，畏寒肢冷，或少腹坠感，脱肛。舌质淡，苔薄腻或白滑，脉细软。

【病机要点】　脾失健运,中气不足。

【治法】　健脾化痰。

【主方】　六君子汤。

(3)肾虚

【主症】　气短息促,动则尤甚,吸气不利,劳累后喘哮易发。

【兼次症及舌脉】　腰膝酸软,头晕耳鸣。或畏寒肢冷,面色苍白,或颧红,烦热,汗出黏手。舌淡胖嫩,苔白或舌质红,苔少。脉沉细或细数。

【病机要点】　肾虚精亏,摄纳无权。

【治法】　补肾摄纳。

【主方】　金匮肾气丸或七味都气丸。

第四节　喘证

一、概念

1.主症　以喘促气短,呼吸困难,甚至张口抬肩,鼻翼煽动,不能平卧为典型临床表现。

2.病机要点　肺失宣降,肺气上逆,或肺肾出纳失常。

二、病因病机

喘证由多种疾病引起,病因较为复杂,但归纳起来,不外感与内伤两端。外感为六淫侵袭,内伤由饮食、情志,或劳欲、久病所致。病理性质有虚实两方面,有邪者为实,因邪壅于肺,宣降失司所致;无邪者属虚,因肺不主气,肾失摄纳而成。

1.外邪侵袭　风寒侵袭肺卫未能及时表散,内遏肺气,肺气失于宣降,上逆作喘。或外寒未解,内已化热,或肺热素盛,寒邪外束,热不得泄,则热为寒遏,肺失宣降,亦气逆作喘。或因风热外袭,内犯于肺,肺气壅实,清肃失司;甚则热邪蒸液成痰,痰热壅阻肺气,升降失常,发为喘逆。

2.饮食不当　过食生冷、肥甘,或因嗜酒伤中,脾运失健,水谷不归正化,聚湿生痰,痰浊上干于肺,升降不利,发为喘促。若湿痰久郁化热,或肺火素盛,痰受热蒸,则痰火交阻,肺之清肃之令不行,肺气为之上逆为喘。如复加外感诱发,可见痰浊与风寒、邪热等内外合邪的错杂情况。

3.情志所伤　情志不遂,忧思气结,肺气痹阻,气机不利;或郁怒伤肝,肝气上逆于肺,肺气不得肃降,升多降少,则气逆而喘。

4.劳欲久病　久病肺虚,咳伤肺气,肺之气阴不足,以致气失所主而短气喘促。若肺病日久,肺之气阴亏耗,不能下荫于肾,则肺虚及肾,或劳欲伤肾,精气内夺,伤及真元,根本不固,则气失摄纳,上出于肺,出多入少,逆气上奔而为喘。若肾阳虚衰,肾不主水,水邪泛滥,凌心射肺,肺气上逆,心阳不振亦致喘促。此外,中气虚弱,肺气失于充养,亦可导致气虚而为喘。

喘证的病变部位主要在肺和肾,与肝、脾、心有关,病理性质有虚实之分,在病情发展的不同阶段,虚实之间常互相转化,可出现虚实夹杂之错综局面。一般实喘在肺,乃外邪、痰浊、肝郁气逆,邪壅肺气而致宣降不利;虚喘责之肺、肾,为精气不足,气阴亏耗而致肺肾出纳失常,尤以气虚为主。临床常见上实下虚并见,或正虚邪实,虚实夹杂之证。

本证的严重阶段,不但肺肾俱虚,在孤阳欲脱之时,可病及于心。因心脉上通于肺,肺朝百脉,肺气治理调节心血的运行,宗气赖呼吸之气以生而贯心肺,肾脉上络于心,心肾既济,心阳又根于命门之火,故心脏阳气之盛衰,与先天肾气及后天呼吸之气密切相关。故肺肾俱虚,肺虚不助心主治节,宗气生成不足,肾阳无以温煦心阳,可导致心气、心阳衰惫,鼓动血脉无力,血行瘀滞,见面色、唇舌、指甲青紫,甚则喘汗致脱,出现亡阴、亡阳之危笃病情。

三、诊 断

1.以喘促短气,呼吸困难,甚至张口抬肩,鼻翼煽动,不能平卧,口唇青紫为特征。

2.多有慢性咳嗽、哮病、肺痨、心悸等病史,每遇外感及劳累而诱发。

四、鉴别诊断

1.喘证须与气短相鉴别

表 1-4　喘证与气短鉴别表

	喘证	气短
相同	呼吸异常	
不同	呼吸困难,张口抬肩,甚则不能平卧	亦即少气,主要表现呼吸浅促,或短气不足以息,似喘而无声,可平卧

2.喘证须与哮病相鉴别

表 1-5　喘证与哮病鉴别表

	喘证	哮病
相同	呼吸困难	
不同	喘指气息言,为呼吸气促困难,是多种肺系急慢性疾病的一个症状	哮指声响言,喉中哮鸣有声,是一种反复发作的独立性疾病

五、辨证论治

(一)辨证要点

1.辨虚实

2.实喘辨外感内伤

3.虚喘辨脏腑

(二)治则治法

1.喘证的治疗应分清邪正虚实。

2.实喘治肺,以祛邪利气为主,区别寒、热、痰、气的不同,分别采用温宣、清肃、祛痰、降气等法。

3.虚喘治在肺肾,治予培补摄纳为主,针对脏腑病机,采用补肺、纳肾、温阳、益气、养阴、固脱等法。

4.虚实夹杂,下虚上实者,当祛邪与扶正并举,但要分清主次,权衡标本,有所侧重。

（三）分证论治

1.实喘

（1）风寒袭肺

【主症】　喘息,呼吸急促,胸部胀闷。

【兼次症及舌脉】　咳嗽,痰多稀薄色白,头痛,鼻塞,喷嚏,流清涕,恶寒,或有发热,口不渴,无汗,苔薄白而滑,脉浮紧。

【病机要点】　风寒袭肺,肺失宣降。

【治法】　宣肺散寒。

【主方】　麻黄汤。

（2）表寒里热

【主症】　喘逆上气,胸胀或痛,息粗,鼻煽。

【兼次症及舌脉】　咳而不爽,咯痰黏稠,形寒,身热,烦闷,身痛,有汗或无汗,口渴,溲黄,便干。舌质红,苔薄白或黄,脉浮数或滑。

【病机要点】　外寒里热,热郁于肺,肺气上逆。

【治法】　宣肺泄热。

【主方】　麻杏石甘汤。

（3）痰热遏肺

【主症】　喘咳气涌,胸部胀痛。

【兼次症及舌脉】　痰多质黏色黄,或痰中夹有血。胸中烦闷,身热,有汗,口渴而喜冷饮,面赤,咽干,小便赤涩,大便秘结。舌质红,舌苔薄黄或腻,脉滑数。

【病机要点】　邪热蕴肺,蒸液成痰,痰热壅肺。

【治法】　清泄痰热。

【主方】　桑白皮汤。

(4)痰浊阻肺

【主症】　喘而胸满闷塞,甚则胸盈仰息。

【兼次症及舌脉】　咳嗽痰多黏腻色白,咯吐不利,或脘闷,呕恶,纳呆,口黏不渴。舌苔白腻,脉象滑或濡。

【病机要点】　中阳不运,积湿生痰,痰浊壅肺。

【治法】　化痰降逆。

【主方】　二陈汤合三子养亲汤。

(5)肝气乘肺

【主症】　每遇情志刺激而诱发,突然呼吸短促,息粗气憋。

【兼次症及舌脉】　胸闷胸痛,咽中如窒,但喉中痰声不著,或无痰声。平素忧思抑郁,失眠,心悸,不思饮食,大便不爽,或心烦易怒,面红目赤。舌质淡或红,苔薄白或薄黄,脉弦或弦数。

【病机要点】　肝郁气逆,上冲犯肺,肺气不降。

【治法】　开郁降气平喘。

【主方】　五磨饮子。

(6)水凌心肺

【主症】　喘咳气逆,倚息难以平卧。

兼次症:咯痰稀白,心悸,面目肢体浮肿,小便量少,怯寒肢冷,或面色晦暗,唇甲青紫。舌淡胖或胖黯或有瘀斑、瘀点,舌下青筋显露,苔白滑,脉沉细或带涩。

【病机要点】　肾阳衰弱,水气泛滥,凌心犯肺。

【治法】　温阳利水,泻壅平喘。

【主方】　真武汤合葶苈大枣泻肺汤。

2.虚喘

(1)肺气虚

【主症】　喘促短气,气怯声低,喉有鼾声。

【兼次症及舌脉】　咳声低弱,痰吐稀薄,自汗畏风,或呛咳痰少质黏,烦热口干,咽喉不利,面色潮红;或痰多,兼食少,食后腹胀不舒,便溏或食后即便,肌肉瘦削。舌淡红,或舌红苔花剥,脉软弱或细数。

【病机要点】　肺气亏虚,气失所主,或肺阴亏虚,虚火上炎,肺失清肃。

【治法】　补肺益气。

【主方】　补肺汤合玉屏风散。

（2）肾虚

【主症】　喘促日久,气息短促,呼多吸少,动则尤甚,气不得续。

【兼次症及舌脉】　形瘦神惫,咳而小便失禁或尿后余沥,面青唇紫,汗出肢冷,跗肿;或干咳,面红烦躁,口咽干燥,足冷,汗出如油。舌淡苔白或黑润,脉微细或沉弱;或舌红少津,脉细数。

【病机要点】　肺病及肾,肺肾俱虚,气失摄纳。

【治法】　补肾纳气。

【主方】　金匮肾气丸合参蛤散。

（3）喘脱

【主症】　喘逆剧甚,张口抬肩,鼻煽气促,端坐不能平卧,稍动则喘剧欲绝。

【兼次症及舌脉】　心慌动悸,烦躁不安,肢冷,面青唇紫,汗出如珠。脉浮大无根,或见歇止,或模糊不清。

【病机要点】　心肾阳衰,肺气欲绝。

【治法】　扶阳固脱,镇摄肾气。

【主方】　参附汤加紫石英、灵磁石、沉香、蛤蚧。

第五节　肺痈

一、概念

1.主症　　以咳嗽、胸痛、发热、咯吐腥臭浊痰,甚则脓血相兼为诊断本病的主要依据。

2.病机要点　　热壅血瘀,壅滞于肺,以致肺叶生疮,形成脓疡。

二、病因病机

肺痈主要由风热火毒,壅滞于肺,热盛血瘀,酝酿成痈,血败肉腐化脓,肺络损伤而致,热壅血瘀是成痈化脓的病理基础。

1.感受外邪

风热上受,自口鼻或皮毛入肺;或风寒袭肺,未得及时表散,内蕴不解,郁而化热入里,肺脏受热邪熏灼,肺气失于清肃,血热壅聚而成。

2.痰热内盛

平素嗜酒太过,或恣食辛辣煎炸炙煿厚味,酿湿蒸痰化热,熏灼于肺。或有其他宿疾,肺经及它脏痰浊瘀热蕴结日久,熏蒸于肺。

本病的发生与机体内在因素密切相关。如正气内虚,或肺经痰热素盛,复加外感风热,内外合邪,则更易引发本病。

肺痈的病理演变过程,根据病情的发展表现为初期、成痈期、溃脓期、恢复期四个阶段。

三、诊断

1.发病多急,常见寒战高热,咳嗽胸痛,咳吐大量腥臭浊痰,甚则脓血相兼。若脓血大量排出,可热退症减,数周恢复;若脓毒不净,导致正虚邪恋,转入慢性过程。

2.多有感受外邪的病史,以及起病急骤的发病特点。

3.脓血浊痰吐入水中,沉者是痈脓,浮者是痰;古代有口啖生黄豆或生豆汁不觉有腥味者,便为肺痈。

四、鉴别诊断

肺痈须与肺痿相鉴别

表 1-6　肺痈与肺痿鉴别表

病名	肺痈	肺痿
病因病机	风热犯肺,热壅血瘀,蕴毒化脓	虚热灼津或肺气虚冷,肺叶痿弱不用
病程	短	长
形体	多实,消瘦不明显	多虚,肌肉消瘦
痰	脓血腥臭	咳唾涎沫
脉象	数实	数虚

五、论治

（一）辨证要点

1.辨病程阶段

肺痈的病程分为四个阶段,根据临床表现、证候特点、病性、发热特点辨病程阶段。

2.辨证候顺逆

（二）治则治法

1.肺痈属实热证,治疗以祛邪为总则,清热解毒、化瘀排脓是治疗肺痈的基本原则。

2.初期清肺散邪;成脓期则清热解毒,化瘀消痈;溃脓期排脓解毒;恢复期对阴伤气耗者治以养阴益气,如久病邪恋正虚者,当扶正祛邪,补虚养肺。

3.整个肺痈病程的治疗当中,始终贯穿"清"字。

4.治疗注重通腑泄热,保持大便通畅。因肺与大肠相表里,腑气通则有助热邪外泄。

（三）分证论治

1.初期

【主症】　恶寒发热，咳嗽，胸痛，咳则痛甚。

【兼次症及舌脉】　咯白色黏痰，痰量日渐增多，呼吸不利，口干鼻燥。舌苔薄黄，脉浮数而滑。

【病机要点】　风热外袭，卫表不和。

【治法】　疏散风热，清肺散邪。

【主方】　银翘散。

2.成痈期

【主症】　身热转甚，时时振寒，继则壮热，胸满作痛，转侧不利，咳吐浊痰，呈黄绿色，自觉喉间有腥味。

【兼次症及舌脉】　咳嗽气急，口干咽燥，汗出而热不解。舌红苔黄腻，脉滑数。

【病机要点】　热毒蕴肺，热壅血瘀，蕴酿成痈。

【治法】　清肺解毒，化瘀消痈。

【主方】　千金苇茎汤合如金解毒散。

3.溃脓期

【主症】　咳吐大量脓血痰，或如米粥，或痰血相兼，腥臭异常，有时咯血，胸中烦满而痛，甚则气喘不能卧。

【兼次症及舌脉】　身热面赤，烦渴喜饮。舌红或绛，苔黄腻，脉滑数。

【病机要点】　热壅血瘀，血败肉腐，成脓外泄。

【治法】　排脓解毒。

【主方】　加味桔梗汤。

4.恢复期

【主症】　身热渐退，咳嗽减轻，咯吐脓痰渐少，臭味转淡，痰液转为清稀。

【兼次症及舌脉】　精神渐振,食纳好转,或胸胁隐痛,不耐久卧,气短、自汗、盗汗,低热,午后潮热,心烦,口燥咽干,面色不华,形体消瘦,精神萎靡;或见咳嗽,咯吐脓血痰日久不净,或痰液一度清晰而复转臭浊,病情时轻时重,迁延不愈。舌质红或淡红,脉细或细数无力。

【病机要点】　邪毒已去,阴伤气耗;或气阴两伤,邪恋正虚。

【治法】　益气养阴清热,或扶正托邪。

【主方】　沙参清肺汤或桔梗杏仁煎。

第六节　肺痨

一、概念

1.主症　以咳嗽、咯血、潮热、盗汗、消瘦、乏力为主要临床特征。

2.本病是具有传染性的慢性疾病。

3.病机要点　痨虫蚀肺,耗损肺阴,致阴虚火旺,或气阴两伤,甚则阴损及阳,阴阳两虚。

二、病因病机

（一）病因

肺痨内因正气虚弱,外因痨虫入侵。痨虫传染是发病不可缺少的外因,正虚是发病的基础,是痨虫入侵和发病的主要内因。

1.感染"痨虫"

痨虫传染是形成本病的惟一因素,而直接接触本病患者是导致痨虫传染的条件。

2.正气虚弱

（1）先天不足:先天素质不强,小儿发育未充,"痨虫"入侵致病。

（2）酒色劳倦:青壮之年,摄生不当者,酒过度,耗损精血;或劳倦太过,忧思伤脾,脾虚肺弱,痨虫入侵。

(3)病后失调:大病或久病后失于调治;或胎产之后,失于调养等。

(4)营养不良:生活贫困,营养不充,体虚不能抗邪而感受痨虫。

(二)病机

本病的病位在肺,可传及脾肾、涉及心肝。病理属性以肺阴虚为主,可导致气阴两虚,甚则阴损及阳。夹实者,以痰浊、瘀血多见。传至它脏,肺肾同病,兼及心肝,致阴虚火旺;或肺脾同病,气阴两伤。后期肺脾肾三脏交亏,阴损及阳,趋于阴阳两虚的严重局面。

三、诊断

1.以咳嗽、咯血、潮热、盗汗及形体消瘦为主要临床表现。

2.初期病人仅感疲劳乏力、干咳、食欲不振,形体逐渐消瘦。

3.有与肺痨病人密切接触史。

四、鉴别诊断

1.肺痨须与虚劳相鉴别

表 1-7　　肺痨与虚劳鉴别表

	肺痨	虚劳
疾病特点	独立的具有传染性的慢性虚损性疾病	多种慢性疾病虚损证候的总称
传染性	有	没有
病位	肺	五脏并重,以肾为主
病性	阴虚为主	气血阴阳俱虚

2.肺痨须与肺痿相鉴别

表 1-8　　肺痨与肺痿鉴别表

	肺痨	肺痿
疾病特点	独立的具有传染性的慢性疾病	多种慢性肺系疾病后期转归
传染性	有	没有
临床主证	咳嗽、咳血、潮热、盗汗,形体消瘦	干咳、咳吐涎沫等
二者联系	肺痨久不愈,后期可以转为肺痿	

五、辨证论治

（一）辨证要点

1.辨病性、病性

2.辨证候顺逆

（二）治则治法

1.治疗当以补虚培元和抗痨杀虫为原则,根据体质强弱分别主次,尤须重视补虚培元,增强正气,以提高抗病能力。

2.调补脏器重点在肺,同时补益脾肾,尤须重视补脾。

3.治疗大法以滋阴为主,火旺的兼以降火,如合并气虚、阳虚见证者,当同时兼顾。用药当以甘寒养阴为主,酌配苦寒降火之品,注意中病即止。

4.抗痨杀虫,是肺痨的重要治法,在辨证论治的基础上应十分重视抗痨药物的使用。

（三）分证论治

1.肺阴亏损

【主症】　干咳,咳声短促,少痰或痰中带有血丝,色鲜红。

【兼次症及舌脉】　午后自觉手足心热,或见少量盗汗,口干咽燥,胸闷隐痛,舌质红,苔薄少津,脉细或兼数。

【病机要点】　痨虫蚀肺,阴津受伤,阴虚肺燥。

【治法】　滋阴润肺杀虫。

【主方】　月华丸。

2.阴虚火旺

【主症】　呛咳气急,痰少质黏,反复咯血,量多色鲜。

【兼次症及舌脉】　五心烦热,颧红,口渴心烦,或吐痰黄稠量多,胸胁掣痛,失眠多梦,男子梦遗,女子月经不调,骨蒸潮热,盗汗量多,形体日益消瘦,舌红绛而干,苔薄黄而剥,脉细数。

【病机要点】　肺肾阴虚,虚火灼肺。

【治法】 滋阴降火。

【主方】 百合固金汤合秦艽鳖甲散。

3.气阴耗伤

【主症】 咳嗽无力,痰中偶或夹血,血色淡红,气短声低。

【兼次症及舌脉】 神疲倦怠,午后潮热,身体消瘦,食欲不振,面色㿠白,盗汗颧红。舌质嫩红,边有齿印,苔薄,脉细弱而数。

【病机要点】 气阴耗伤,肺脾同病。

【治法】 养阴润肺,益气健脾。

【主方】 保真汤。

4.阴阳两虚

【主症】 痰中或见夹血,血色暗淡,咳逆喘息少气,形体羸弱,劳热骨蒸,面浮肢肿。

【兼次症及舌脉】 潮热,自汗,盗汗,声嘶或失音,心慌,唇紫,肢冷,形寒,或五更泄泻,口舌生糜,男子遗精阳痿,女子经少、经闭。舌质光红少津,或舌质淡体胖,边有齿痕,脉细而数,或虚大无力。

【病机要点】 阴阳两虚。

【治法】 滋阴补阳。

【主方】 补天大造丸。

第七节　肺胀

一、概念

1.主症 咳嗽、咳痰、喘息气促、胸部膨满、憋闷如塞,甚或唇甲紫绀,心悸浮肿等为主要临床表现,严重者常并见高热、昏迷、痉厥、出血以及喘脱等危候;其中咳嗽、咳痰、喘憋、胸膺胀满为本病的主要临床诊断依据。

2.病机要点 肺脾肾三脏虚损,痰瘀阻结,气道不畅,肺气壅滞,胸膹胀满，不能敛降。

二、病因病机

肺胀因久病肺虚，痰浊（水饮）、瘀血内停于肺，复感外邪，诱使病情加剧。久病肺虚是发病基础，感受外邪为病情反复、加重的诱因。痰浊、水饮、瘀血是肺胀的主要致病因素，虚、痰（饮）、瘀贯穿肺胀发病始终。

1.久病肺虚　　内伤久咳、久哮、久喘、肺痨等多种慢性肺系疾患迁延失治，或长期吸烟、吸入粉尘等伤肺，使肺之体用俱损。久病肺虚，成为发病基础。

2.感受外邪　　肺虚卫外不固，易致六淫外邪反复乘袭。反复感邪诱发本病，是肺胀日益加重的主要原因，六淫之中尤以风寒常见，故肺胀冬春寒冷时节最易复发。

肺胀病变首先在肺，继则影响脾、肾，后期病及心肝。外邪从口鼻、皮毛入侵，每多首先犯肺，致肺失宣降，肺气上逆而为咳，升降失常则为喘。若肺病及脾，子耗母气，脾失健运，则可导致肺脾两虚。肺肾金水相生，若金不生水，肺伤及肾，致肺肾俱虚，肺不主气，肾不纳气，气喘日益加重，呼吸短促难续，动则尤甚。宗气贯于心肺，心阳根于命门真火，故肺肾虚衰，可进一步导致心肾阳衰，而出现喘脱危候。肺与心肝经脉相通，肺气辅佐心脏运行血脉，肺虚痰浊阻滞，肺之治节失职，则血行涩滞，血瘀肺脉，病久肺病及心，心主血，损及心之气血。肝藏血、主疏泄，为调血之脏。心脉不利，肝失疏调，血郁于肝，瘀结胁下，则致癥积；痰浊壅盛，或痰热内扰，蒙蔽心窍。心神失主，则意识朦胧、嗜睡或烦躁甚至昏迷；若肝郁化火刑金、火郁化风可见震颤、肉瞤甚则抽搐痉厥；气虚不能摄血、血瘀痰阻、血不归经或痰热迫血妄行，则见咳血、吐血、便血等；病情进一步发展可阴损及阳，出现肢冷、汗出、脉微弱等元阳欲脱、阴阳消亡之象。

肺胀的病理因素主要为痰浊水饮与血瘀互为影响，兼见同病；痰饮的产生,病初由肺气郁滞,脾失健运,津液不归正化而成;渐因肺虚不能化津,脾虚不能转输,肾虚不能蒸化;或肺阴亏虚,虚火灼津为痰。瘀血的产生,主要因肺气郁滞和/或痰浊内阻、气滞血瘀;久因肺虚不能助心主治节而血行不畅,心之阳气虚损,血失推动,脉失温煦所致。其病理因素之间也可相互影响和转化,如痰从寒化则成饮;饮溢肌表则为水;痰浊久留,肺气郁滞,心脉失畅则血郁为瘀;瘀阻血脉,"血不利则为水",但一般早期以痰浊为主,渐而痰瘀并见,终至痰浊、血瘀、水饮错杂为患。

本病病理性质多属标实本虚,但有偏实、偏虚的不同,主要以肺、脾、肾虚损为本虚一方,以痰浊、水饮、气滞、血瘀为标实一面,形成本虚与邪实相互为患,相互夹杂,伤及气血,损及五脏的病理过程。感邪则偏于邪实,平时偏于本虚。本虚早期多属气虚、气阴两虚,由肺而及脾、肾;晚期气虚及阳,以肺、肾、心为主,或阴阳两虚,但纯阴虚者罕见。正虚与邪实每多互为因果,如阳气不足,卫外不固,易感外邪,痰饮难蠲;阴虚者则外邪、痰浊易从热化,故虚实证候常夹杂出现,每致愈发愈频,甚则持续不已,难以缓解。

总之,肺胀的基本病机要点是久病肺虚,复感外邪,痰浊、水饮、瘀血内停,壅阻肺气,肺气胀满,不能敛降,发为肺胀。

三、诊断

1.有慢性肺系疾病病史。

2.必备的临床表现有:喘息气促,咳嗽,咯痰,胸部膨满,憋闷如塞;甚者可见面色、唇甲青紫,心悸,肢体浮肿;严重者常并见发热、昏迷、抽搐、出血等喘脱危重证候。可概括为喘、咳、痰、满;绀、悸、肿;热、汗、昏、血、脱三期十二候。

3.查体可见肺气肿体征,肺部哮鸣音或痰鸣音及湿性啰音。

四、鉴别诊断

肺胀须与喘证、哮病相鉴别

表 1-9 肺胀与哮病、喘证鉴别表

	肺胀	喘证	哮病
特点	独立的肺系疾病	多种肺系疾病的一个临床症状	独立的肺系病
临床表现	除咳嗽、咳痰、喘息外,尚有胸部膨满、憋闷如塞等特征	呼吸困难,甚则张口抬肩、鼻翼煽动,不能平卧	发作性的痰鸣气喘,缓解如常人
发病特点	多种慢性肺系疾病反复迁延的最终结局	可见于多种急慢性疾病发病过程中	常突然发病,迅速缓解
病因病机	痰浊、水饮、瘀血内停,壅阻肺气,肺气胀满,不能敛降	实喘:邪壅于肺,宣降失司 虚喘:肺不主气,肾失摄纳	邪引伏痰,搏击气道
联系	哮病和喘证反复发作,迁延不愈,最终可以发展为肺胀		

五、辨证论治

(一)辨证要点

1.辨标本虚实

2.辨脏腑阴阳

3.辨证候轻重

(二)治则治法

1.根据"感邪时偏于标实,平时偏于本虚"的不同,有侧重地选用扶正与祛邪的不同治则。

2.标实者,以外邪、痰浊、水饮、瘀血等为突出表现,根据病邪的性质,分别采取祛邪宣肺(辛温、辛凉),降气化痰(温化、清化),温阳利水(通阳、淡渗),活血祛瘀,甚或开窍、息风、止血等法。

3.本虚者,当以补养心肺,益肾健脾为主,或气阴兼调,或阴阳兼顾。正气欲脱时则应扶正固脱,救阴回阳。

4.虚实夹杂者,应扶正与祛邪共施,根据标本缓急,扶正与祛邪当有所侧重。

(三)分证论治

1.外寒里饮

【主症】　咳逆喘满不得卧,气短气急,咯痰白稀量多,呈泡沫状,胸部膨满。

【兼次症及舌脉】　口干不欲饮,面色青暗,周身酸楚,头痛,恶寒,无汗,舌体胖大,舌质暗淡,苔白滑,脉浮紧。

【病机要点】　饮邪伏肺,外寒束表。

【治法】　温肺化饮,解表散寒。

【主方】　小青龙汤。

2.表寒里热

【主症】　咳嗽或喘促气急,胸胀或痛,息粗,鼻煽,咯痰黏稠。

【兼次症及舌脉】　恶寒,身热,烦闷,身痛,有汗或无汗,口渴,溲黄,便干。舌质红,苔薄白或黄,浮数或滑。

【病机要点】　痰热内停,外邪束表。

【治法】　解表散寒,清热宣肺。

【主方】　麻杏石甘汤。

3.痰浊阻肺

【主症】　胸满,咳嗽痰多,色白黏腻或呈泡沫,短气喘息,稍劳即著。

【兼次症及舌脉】　怕风易汗,脘腹痞胀,纳少,泛恶,便溏,倦怠乏力,或面色紫暗,唇甲青紫。舌质偏淡或淡胖,或舌质紫暗,舌下青筋显露,苔薄腻或浊腻,脉象细滑。

【病机要点】　痰浊蕴肺,肺失宣降。

【治法】　化痰降逆。

【主方】　二陈汤合三子养亲汤。

4.痰热郁肺

【主症】　咳逆喘息气粗,胸满,咯痰黄或白,黏稠难咯。

【兼次症及舌脉】　身热,烦躁,目睛胀突,溲黄,便干,口渴欲饮,或发热微恶寒,咽痒疼痛,身体酸楚,出汗,舌质红或边尖红,舌苔黄或黄腻,脉滑数或浮滑数。

【病机要点】　痰热壅肺,肺气上逆。

【治法】　清肺化痰,降逆平喘。

【主方】　越婢加半夏汤或桑白皮汤。

5.痰蒙神窍

【主症】　意识朦胧,表情淡漠,嗜睡,或烦躁不安,或昏迷,谵妄,撮空理线。

【兼次症及舌脉】　或肢体瞤动,抽搐。咳逆喘促,咯痰黏稠或黄黏不爽,或伴痰鸣,唇甲青紫。舌质暗红或淡紫,或紫绛,苔白腻或黄腻,脉细滑数。

【病机要点】　痰浊上扰,蒙蔽清窍。

【治法】　涤痰,开窍,息风。

【主方】　涤痰汤、安宫牛黄丸或至宝丹。

6.肺肾气虚

【主症】　呼吸浅短难续,甚则张口抬肩,倚息不能平卧,咳嗽,痰白如沫,咯吐不利,胸满闷窒。

【兼次症及舌脉】　声低气怯,心慌,形寒汗出,面色晦暗,或腰膝酸软,小便清长,或尿后余沥,或咳则小便自遗。舌淡或暗紫,苔白润,脉沉细虚数无力,或有结代。

【病机要点】　肺失宣肃,肾不纳气。

【治法】　补肺纳肾,降气平喘。

【主方】　补肺汤合参蛤散。

7.阳虚水泛

【主症】　喘咳不能平卧,咯痰清稀,胸满气憋。

　　【兼次症及舌脉】　面浮,下肢肿,甚则一身悉肿,腹部胀满有水,尿少,脘痞,纳差,心悸,怕冷,面唇青紫。舌胖质暗,苔白滑,脉沉细滑或结代。

　　【病机要点】　脾肾阳虚,水湿泛滥。

　　【治法】　温肾健脾,化饮利水。

　　【主方】　真武汤合五苓散。

第二章 心脑病证

第一节 心悸

一、概念

1.主症 以病人自觉心中急剧跳动,惊慌不安,不能自主,或脉见参伍不调为诊断本病的主要依据。

2.病机要点 气血阴阳亏虚,或痰饮瘀血阻滞,致心失所养,心脉不宁。

二、病因病机

心悸的病因较为复杂,既有因体质、饮食劳倦或情志所伤,亦有因感受外邪或药治失当所致。病机包括虚实两方面,虚为气血阴阳亏虚,引起心失所养;实为痰浊、瘀血、水饮导致心脉不畅。

1.体质虚弱 禀赋不足,素体亏虚;久病失治失养;劳倦过度或房事不节,年老体弱,不善调摄,皆可使气血阴阳不足,心失所养,发为心悸。

2.饮食劳倦 嗜食膏粱厚味,煎炸炙煿,蕴热化火生痰,痰火扰心,发为心悸。饮食不节,或劳倦内伤,损伤脾胃,水湿运化失常,闭阻心脉,而致心悸。

3.情志所伤 平素心虚胆怯,暴受惊恐,易致心气不敛;思虑过度,劳伤心脾,暗耗阴血,心失所养;长期抑郁,肝郁气滞,而致心神不宁,心脉不畅;暴怒伤肝,肝火上炎,上扰于心;凡此种种,皆可致心脉紊乱而心悸。

4.感受外邪　感受风湿热邪,或风寒湿邪,或瘟病、疫毒,邪毒内侵于心,引起心悸。如春温、风温、暑温、瘟疫、白喉、梅毒等等。

5.药治失当　某些药物用量大或因本身有毒性作用出现毒副作用,药毒损心,引发心悸。西药如洋地黄、氨茶碱、异丙肾上腺素、麻黄素;中药如附子、乌头、麻黄、细辛。

总之,心悸的病位主要在心,与脾、肾、肺、肝四脏功能失调有关。病性为本虚标实,其本为气血不足,阴阳亏虚;其标为血瘀、痰浊、水饮、毒邪,临床表现多虚实并见。

三、诊断

1.自觉心慌不安,心跳剧烈,不能自主,伴有胸闷不适,气短乏力,头晕,甚至喘促,肢冷汗出,或见晕厥。

2.脉象可有数、疾、促、结、代、沉、迟等变化。

3.常由情志刺激、惊恐、紧张、劳倦过度、饮酒饱食等因素而诱发。重者可无诱因,静息即发。

四、鉴别诊断

1.心悸须与卑慄相鉴别

表 2-1　心悸与卑慄鉴别表

	心悸	卑慄
病因	可情志所伤,但多由饮食、劳倦内伤、外邪、药毒所致	情志所伤
病机要点	心神不宁或/和心脉不畅	肝气郁结,心血不足
症状	心跳心慌、不能自主,或/和脉象参伍不调	胸满痞塞不欲食,心有所歉,爱处暗室,见人则惊,一般没有脉象参伍不调的表现

2.心悸须与奔豚相鉴别

表 2-2　心悸与奔豚鉴别表

	心悸	奔豚
病因	可情志所伤,但多由饮食、劳倦内伤、外邪、药毒所致	情志不遂,惊恐得之
病机要点	心神不宁或/和心脉不畅	肝气机逆乱
症状	心跳心慌、不能自主,或/和脉象参伍不调	气从少腹上冲咽喉,呈发作性,不发作如常人

3.心悸须与心痛相鉴别

表 2-3　心悸与心痛鉴别表

	心悸	心痛
病因	体质虚弱、饮食劳倦或情志所伤,感受外邪,药物中毒	寒邪内侵,饮食不节,情志内伤,肾气亏虚
病机要点	心神不宁或/和心脉不畅	心脉挛急或/和心脉闭阻
主证	心跳心慌、不能自主,或/和心脉参伍不调	膻中部或左胸膺部发作性或持续性疼痛,分别表现为厥心痛和真心痛
兼症	头晕、胸闷、疲乏、气短、严重者喘促、晕厥,甚或猝死	真心痛常出现心悸、喘脱、昏厥甚至厥脱

五、辨证论治

(一)辨证要点

1.辨惊悸与怔忡

2.结合辨病辨证

3.辨心悸常见脉象

(二)治则治法

1.在脏腑辨治方面,治心为主,兼及它脏。要区分虚实治疗。

2.由脏腑气血阴阳亏虚、心神失养所致者,治当补益气血,调理阴阳,以求气血调畅,阴平阳秘,配合应用养心安神之品,促进脏腑功能的恢复。

3.因痰浊、水饮、瘀血等实邪所致者,治当化痰、涤饮、活血化瘀,配合应用重镇安神之品,以求邪去正安,心神得宁。

4.对于怔忡,主要使用扶正、活血、化瘀、利水、逐饮等方法。对于惊悸,主要使用镇潜安神、养心安神、疏肝理气等方法。

(三)分证论治

1.心虚胆怯

【主症】 心悸,善惊易恐,稍惊即发,劳则加重。

【兼次症及舌脉】 胸闷气短,自汗,坐卧不安,恶闻声响,少寐多梦而易于惊醒。舌质淡红,苔薄白,脉动数,或细弦。

【病机要点】 心气不足,胆气怯弱。

【治法】 益气养心,镇惊安神。

【主方】 安神定志丸加琥珀、磁石、朱砂。

2.心脾两虚

【主症】 心悸气短,失眠多梦,思虑劳心则甚。

【兼次症及舌脉】 神疲乏力,眩晕健忘,面色无华,口唇色淡,纳少腹胀,大便溏薄。舌质淡,苔薄白,脉细弱。

【病机要点】 心脾两虚,气血不足,心失所养。

【治法】 补血养心,益气安神。

【主方】 归脾汤。

3.肝肾阴虚

【主症】 心悸失眠,眩晕耳鸣。

【兼次症及舌脉】 形瘦,五心烦热,潮热盗汗,腰酸膝软,视物昏花,两目干涩,咽干口燥,筋脉拘急,肢体麻木,急躁易怒。舌红少津,苔少或无,脉细数。

【病机要点】 肾水亏虚,水不涵木,水不济火。

【治法】 滋补肝肾,养心安神。

【主方】 一贯煎合酸枣仁汤。

4.心阳不振

【主症】 心悸不安,动则尤甚,形寒肢冷。

【兼次症及舌脉】 胸闷气短,面色㿠白,自汗,畏寒喜温,或伴心痛。舌质淡,苔白,脉虚弱,或沉细无力。

【病机要点】 久病体虚,损伤心阳,心失温养。

【治法】 温补心阳。

【主方】 桂枝甘草龙骨牡蛎汤。

5.水饮凌心

【主症】 心悸眩晕,肢面浮肿,下肢为甚,甚者咳喘,不能平卧。

【兼次症及舌脉】 胸脘痞满,纳呆食少,渴不欲饮,恶心呕吐,形寒肢冷,小便不利。舌质淡胖,苔白滑,脉弦滑,或沉细而滑。

【病机要点】 阳虚不能化水,水饮内停,上凌于心。

【治法】 振奋心阳,化气行水。

【主方】 苓桂术甘汤。

6.心血瘀阻

【主症】 心悸,心胸憋闷,心痛时作。

【兼次症及舌脉】 两胁胀痛,善太息,形寒肢冷,面唇青紫,爪甲青紫。舌质暗或有瘀点、瘀斑,脉涩或结或代。

【病机要点】 气机郁滞或阳气亏虚,心血瘀阻,心脉不畅。

【治法】 活血化瘀,理气通络。

【主方】 桃仁红花煎。

7.痰浊阻滞

【主症】 心悸气短,心胸痞闷胀满。

【兼次症及舌脉】 食少腹胀,恶心呕吐,或伴烦躁失眠,口干口苦。舌苔白腻或黄腻,脉弦滑。

【病机要点】　痰浊阻滞,郁而化热,心脉不畅。

【治法】　理气化痰,宁心安神。

【主方】　导痰汤。

8.邪毒侵心

【主症】　心悸,胸闷,气短,左胸隐痛。

【兼次症及舌脉】　发热,恶寒,咳嗽,神疲乏力,口干渴。舌质红,少津,苔薄黄,脉细数或结代。

【病机要点】　外感风热,侵犯肺卫,入里犯心,损及阴血。

【治法】　清热解毒,益气养阴。

【主方】　银翘散合生脉散。

第二节　心痛

一、概念

1.主症　以膻中部位或左胸膺部发作性憋闷、疼痛为主要症状,轻者胸闷如窒,呼吸欠畅;重者疼痛如绞榨样或压榨感,胸痛彻背,背痛彻心。

2.病机要点　心脉挛急或闭塞。

二、病因病机

心痛多在饮食不节、情志失调、寒邪侵袭、劳累过度等病因的作用下,产生心脉挛急或闭塞而发心痛。

1.年老体虚　人到中年,肾气渐衰,阳气虚衰则不能鼓动五脏之阳,导致心气不足或心阳不振,血脉失于温煦,鼓动无力而痹阻不通;若肾阴亏虚,则不能滋养五脏之阴,可使心阴内耗,心阴亏虚,心脉失于濡养;或心火偏旺,灼津成痰,痰浊痹阻心脉,心脉挛急或闭塞,发为心痛。

2.饮食不节　恣食肥甘厚味,日久损伤脾胃,运化失司,聚湿成痰,上犯心胸,清阳不展,气机不畅,心脉痹阻,遂成本病;或痰浊久留,痰瘀交阻,亦成本病;或饱餐伤气,推动无力,气血运行不畅而发本病。

3.情志失调　郁怒伤肝,肝失疏泄,肝气郁结,气滞血瘀;或忧思伤脾,脾虚失运,津液不输,聚而为痰;气滞、痰瘀痹阻心脉,心脉挛急或闭塞,发为心痛。

4.寒邪内侵　素体阳虚,胸阳不振,阴寒之邪乘虚而入,寒凝气滞,胸阳不展,血行不畅,而发本病。

总之,本病的基本病机为心脉挛急或闭塞。其病位以心为主,发病多与肝、脾、肾功能失调有关。本病的病机主要表现为本虚标实、虚实夹杂。其本虚可有气虚、阳虚、阴虚、血虚,又可阴损及阳,阳损及阴,甚至阳微阴竭,心阳外越;标实为气滞、寒凝、痰浊、血瘀,又可相互为病。发作期以标实表现为主,并以血瘀最为突出;缓解期主要有心、脾、肾气阴或气阳之亏虚,其中又以心气虚最为常见。

三、诊断

1.左侧胸膺或膻中处突发憋闷而痛,疼痛性质常可表现为闷痛、绞痛、压迫痛。疼痛常可放射至左肩背、左上臂内侧、胃脘部等,甚至可窜至中指或小指。

2.突然发病,时作时止,反复发作。一般轻者几秒及数十分钟,经休息或服用芳香温通药物后可以迅速缓解。严重者可疼痛剧烈,汗出肢冷,面色苍白,唇甲青紫,芳香温通药物不能缓解,可发生心衰、猝死等危候。

3.多见于中年以上,常因情志波动,气候变化,暴饮暴食,劳累过度而诱发。亦有无明显诱因或安静时发病者。

四、鉴别诊断

心痛须与胃痛相鉴别

表 2-4　心痛与胃痛鉴别表

	心痛	胃痛
病因	内外之邪直犯心脉	外邪犯胃,饮食不节,情志不畅,脾胃虚弱
病机	心脉闭阻或心脉挛急	胃失和降,不通则痛
病位	膻中或胸膺部	胃脘部
证候特点	膻中部或左胸膺部发作性或持续性疼痛,分别表现为厥心痛和真心痛	胃脘部隐痛或胀痛,多为反复发作。多呈节律性疼痛、饥饿痛或饱餐后痛,可伴嗳气,呃逆,呕吐,泛酸,腹胀
兼症	心悸,真心痛。还常出现心衰,喘脱,甚至厥脱	吐血,便血
病势	较急	较缓

五、辨证论治

(一)辨证要点

1.辨心痛的疼痛性质

2.辨气虚、血虚、阴虚、阳虚

3.辨气滞、血瘀、痰阻、寒凝

4.真心痛须与厥心痛相鉴别

5.辨真心痛病情顺逆

(二)治则治法

1.心痛是急、危、重证,其治疗宜分发作期、缓解期辨证论治,总的治疗原则不外"补"、"通"二义。

2.本虚宜补,调阴阳补气血,调整脏腑之偏衰,尤应重视补益心气之不足。标实当通，针对气滞、血瘀、寒凝、痰浊而理气、活血、温通、化痰，尤重活血通络治法。本病多虚实夹杂，故治疗上当补中寓通，通中寓补，通补兼施。

3.在真心痛的治疗时，须警惕并预防脱证的发生，预先使用益气固脱之法。对于脱证则更应使用益气固脱之法。

（三）分证论治

1.心血瘀阻

【主症】　胸部刺痛，固定不移，入夜尤甚。

【兼次症及舌脉】　胸闷心悸，时作时止，日久不愈，或眩晕，或因恼怒、劳累而心胸剧痛。舌质紫暗，或有瘀斑，苔薄白，脉沉涩，或弦涩，或结、代。

【病机要点】　心血瘀阻，心脉不畅。

【治法】　活血化瘀，通脉止痛。

【主方】　血府逐瘀汤。

2.痰浊闭阻

【主症】　胸闷重如窒，痛引肩背。

【兼次症及舌脉】　疲乏、气短，肢体沉重，痰多，时有胸闷刺痛、灼痛。舌质淡，或紫暗，苔厚腻或黄腻，脉滑或弦滑，或滑数。

【病机要点】　脾胃受损，痰浊内阻，胸阳不展。

【治法】　通阳泄浊，豁痰宽胸。

【主方】　瓜蒌薤白半夏汤。

3.阴寒凝滞

【主症】　卒然心痛如绞，时作时止，感寒痛甚。

【兼次症及舌脉】　胸闷，心悸气短，面色苍白，四肢不温，或心痛彻背，背痛彻心。多因气候骤冷或骤遇风寒而发病或加重症状。舌质淡苔薄白，脉沉紧或沉细。

【病机要点】　素体阳虚，复感寒邪，寒凝心脉，胸阳闭阻。

【治法】　辛温通阳，开痹散寒。

【主方】 枳实薤白桂枝汤。

4.气滞心胸

【主症】 心胸满闷,隐痛阵发,痛无定处,时欲太息。

【兼次症及舌脉】 或兼有脘胀闷,得嗳气或矢气则舒。遇情志不遂时容易诱发或加重。苔薄或薄腻,脉细弦。

【病机要点】 肝郁气滞,血行不畅。

【治法】 疏肝理气,活血通络。

【主方】 柴胡疏肝散。

5.气阴两虚

【主症】 胸闷隐痛,时作时止。

【兼次症及舌脉】 心悸心烦,疲乏气短,头晕,或手足心热,或肢体沉重,肥胖,胸憋闷而刺痛。舌质淡青或有瘀斑,苔厚腻或黄腻,脉细弱无力或结代,或细数,或细缓。

【病机要点】 心痛日久,气阴两虚,心脉失养。

【治法】 益气养阴,活血通络。

【主方】 生脉散合人参养营汤。

6.心肾阴虚

【主症】 胸闷痛或灼痛,心悸心烦。

【兼次症及舌脉】 不寐盗汗,腰膝酸软,耳鸣,头晕,或胸憋闷刺痛,或面部烘热,汗多,善太息,胸胁胀痛。舌质绛红或有瘀斑,苔少或白,脉细数或促。

【病机要点】 心肾阴虚,阴虚内热,心脉失养,心神不安。

【治法】 滋阴益肾,养心安神。

【主方】 左归饮。

7.心肾阳虚

【主症】 胸闷痛而气短,遇寒加重。

【兼次症及舌脉】 心悸汗出,腰酸乏力,畏寒肢冷,唇甲淡白,或胸痛彻背,四肢厥冷,唇色紫暗,或动则气喘,不能平卧,面浮足肿。舌质淡,或紫暗,苔白,脉沉细,或脉微欲绝,或迟,或结代。

【病机要点】　心肾阳虚,胸阳不运,气血运行不畅,心脉失养。

【治法】　益气壮阳,温络止痛。

【主方】　参附汤合右归饮。

眩为目眩,晕为头晕。目眩即眼花或眼前发黑,视物模糊;头晕即感觉自身或外界景物旋转,站立不稳。两者常同时并见,故统称为眩晕。

第三节　眩晕

一、疾病诊断

病者感到周围景物向一定方向转动或自身的天旋地转,称为旋转性眩晕或真性眩晕;而多数病者只有头昏、头重脚轻感,而无旋转感。以上症状统称为眩晕。

(一)耳源性眩晕

1.美尼尔病　有间歇发作的强烈眩晕,睁眼时感觉天旋地转,周围景物转动,闭眼时则觉自身在旋转。往往伴有耳鸣或耳聋,同时伴有恶心、呕吐。发作期间出现规律性、水平性眼球震颤。病者前庭功能试验减弱或迟钝。电测听可有重震现象。神经系统检查无异常。

2.迷路炎　多是中耳炎的并发症。中耳炎病者出现阵发性眩晕,伴以恶心、呕吐,提示可能有迷路炎。外耳道检查可发现鼓膜穿孔。其他如迷路外伤、耳部术后、晕动症、耳硬化等,均可引起眩晕。

(二)脑性眩晕(中枢性眩晕)

1.椎-基底动脉供血不足　此病除眩晕外,可伴有其他脑干症状,如复视、呐吃、共济失调等。症状呈发作性,有复发倾向。发病多在中年以上。病者可同时患有动脉粥样硬化或颈椎病。椎动脉造影可见椎动脉及基底动脉狭窄、扭曲、闭塞、变形、异位、先天异常等。脑电图检查可有缺血性改变。全身检查可有高血脂、高血压、糖尿病等症。本病眩晕多短促而轻微,发作持续时间一般不超过 10～15 分钟,最长不超过 24 小时。症状逐渐减轻或消失,间歇期为数日至数年。

2.脑动脉粥样硬化 发病多在 40 岁以上,逐渐出现头晕、睡眠障碍、记忆力减退等症,眼底检查可有动脉硬化。实验检查血总胆固醇含量增高、总胆固醇与磷脂的比值增高、三酸甘油酯增高。本病由于脑血管的慢性或增生性改变,使脑动脉弹性下降,管腔狭窄,影响脑血流,使脑组织长期处于慢性缺血缺氧状态。

3.高血压脑病 严重的高血压,除表现剧烈头痛外,也可出现眩晕、恶心、呕吐、视力障碍,甚至抽搐、昏迷等,称为高血压脑病。

其他如脑肿瘤、癫痫、脑炎、脑膜炎、延髓空洞症、偏头痛等。均常导致眩晕,临床诊断要结合其他症状和体征。

(三)颈源性眩晕

又称颈性眩晕。多由于颈椎及其周围软组织(肌肉、韧带、血管、神经)发生功能性或器质性变化,刺激椎动脉和(或)其周围的交感神经丛导致椎动脉供血不足所致。在中青年患者中多为颈部肌肉组织功能性变化及植物神经功能失调引起椎-基底动脉痉挛所致。在老年患者中多由于颈椎退行性改变或颈椎增生。

1.颈椎病颈椎增生 骨赘可压迫椎动脉或刺激产生动脉痉挛。眩晕多在颈部活动时发生,颈椎 X 光片有阳性表现。

2.颈肌不平衡 颈肌痉挛、颈部外伤或颈神经刺激而产生眩晕,一般在颈部活动时加重,局部检查有阳性体征。

(四)全身性疾病引起的眩晕

1.低血压 反复发作性眩晕,尤与体位变化有关,下蹲位站起时眩晕加重,平卧时好转,血压低于 11/7.5kPa。

2.贫血 眩晕、头痛、倦怠乏力、面色萎黄。实验室检查:血红蛋白 <110 克/升,红细胞<$3.5×10^{12}$/升,或全血化验均低于正常。

3.更年期综合征 妇女在 45～55 岁之间,出现月经紊乱并逐渐稀少,眩晕,性情急躁,易激动,头痛,失眠,或有精神抑郁、腹胀、浮肿、畏寒、发热、汗出等复杂症状,其症状出现是以植物神经失调为主的症候群。体检及实验室检查无明显器质性病变。

4.中毒性眩晕　全身严重感染、药物中毒、过敏反应以及一些代谢性疾病,均可引起眩晕。临床结合其他症状、体征及实验室检查。诊断并不困难。

临床上还有其他原因引起的眩晕,如神经官能症、头部外伤、眼屈光不正、心血管疾病等。

二、辨证治疗

眩晕病机复杂,但不外虚实两端。临床辨证多分以下六个证型。

1.肝阳上亢　眩晕耳鸣,头痛且胀。多因烦恼或劳累而加重,急躁易怒,时面色潮红,少寐多梦,口苦,舌质红,苔黄,脉弦。甚者可伴肢麻、震颤,语言不利,步履不正。治则:平肝潜阳熄风。天麻钩藤饮加减:钩藤15克(后入),石决明20克(先煎),川牛膝12克,杜仲、天麻、山栀、黄芩、益母草、桑寄生、夜交藤、茯神各10克。水煎服。

2.气血亏虚　眩晕,动则加剧,劳累即发。神疲懒言,面色㿠白不华或萎黄,心悸失眠。食少纳呆,舌质淡胖苔白,脉细弱。治则:益气养血健脾。八珍汤加钩藤、菊花:川芎、人参各6克,白芍8克,熟地12克,当归、白术、菊花、茯苓各10克,甘草5克,钩藤15克。水煎服。也可用归脾汤。如兼便溏下坠,脉象无力者,宜补中益气,用补中益气汤加减。

3.肾精不足　眩晕,精神萎靡,腰膝酸软,或遗精滑泄、耳鸣、发落、齿摇、健忘、失眠、多梦。偏肾阴虚者,伴颧红,咽干,形瘦,五心烦热,舌嫩红,少苔或无苔,脉细数。治则:滋肾填精。方用杞菊地黄丸或左归丸加减:生地15克,山萸肉、枸杞子、菊花、山药、丹皮、茯苓、泽泻各10克。水煎服。左归丸即上方去菊花、丹皮、茯苓、泽泻,加牛膝、菟丝子、鹿角胶、龟板胶。偏肾阳虚者,伴面色㿠白或黧黑,形寒肢冷,舌淡苔白,脉沉迟。治则:温肾助阳。用金匮肾气丸或右归丸。前者即干地黄24g、山萸肉12g、山药12g、泽泻9g、茯苓9g、丹皮9g、附子、肉桂各3克。后者即左归丸去牛膝、龟板胶加杜仲、当归、肉桂、附子各10克。

肾精亏虚引起的眩晕,在用补肾药物的基础上多加天麻、菊花、钩藤等平肝治标的药物。

4.痰浊内蕴　眩晕,头昏重如裹,胸闷,恶心,时吐痰涎或呕吐,困倦多寝,食少纳呆,苔白腻,脉濡缓。治则:燥湿祛痰,健脾和胃。方用半夏白术天麻汤:半夏、白术、橘红、天麻各10克,茯苓20克,甘草6克。水煎服。呕吐甚者,加代赭石20克,竹茹10克,生姜5片。胸闷不食,加白蔻仁10克,砂仁6克。眩晕剧烈或呈颠倒旋转性眩晕,加泽泻、钩藤各15克,磁石30克。痰浊久郁化热,伴见头目胀痛,心烦口苦,苔黄腻,脉弦滑,宜用温胆汤加黄连、黄芩、天竺黄等消化痰热。

5.瘀血阻络　眩晕,头痛,或失眠健忘,心悸,精神不振,面色或唇色紫黯,舌有紫斑或瘀点,脉弦涩或细涩。或有头部外伤史。治则:活血化瘀通络。通窍活血汤加减:赤芍10克,川芎、桃仁、红花各10克,大枣10个,葱白6克,麝香1g(绢包),黄酒250克,将前七味水煎,再加黄酒煎两沸,分2次服。

6.外邪袭于脑络　有外邪感冒病史,眩晕,头痛恶风,或头重如裹,或伴颈项不适,苔薄白,脉浮弦。治则:祛风除湿,活血通络。方用羌活胜湿汤加川芎、红花各10克。宗祛风先活血,血行风自灭之意。

清代陈修园将眩晕病因病机概括为风、火、痰、虚四字。古人有“诸风掉眩,皆属于肝”,“无虚不作眩”,“无痰不作眩”之说,治疗有标本缓急之分。治标有清热、降火、化痰、平肝、潜阳、熄风、祛风、除湿、活血、通络等。治本有益气、养血、补肾、养肝、健脾等。

治疗眩晕,临床也常用针灸法。各种虚证眩晕急性发作,可艾灸百会穴。肝阳上亢眩晕,针刺太冲、风池、行间等穴,用泻法。气血亏虚者,刺脾俞、肾俞、关元、足三里等穴,用补法。肝肾亏虚者,刺肝俞、肾俞穴,用补法。痰湿内阻者,刺内关、丰隆、解溪等穴,用泻法。

眩晕急性发作,应卧床休息,低盐饮食,可口服乘晕宁、安定、西比灵(盐酸氟桂利嗪)等,或山莨菪碱、川芎嗪、低分子右旋糖酐等肌肉注射或静脉滴注。

第四节　不寐

一、概念

1.主症　　以经常不易入睡,或寐而易醒,醒后不能再寐,或时寐时醒,甚至彻夜不眠为诊断本病的主要依据。常伴有白天乏力、精神萎靡、注意力减退、反应迟钝、情绪低落或烦躁等。

2.病机要点　　阴不敛阳,阳不入阴,阴阳失交。

二、病因病机

不寐的病因大致可分为外因和内因。由外因引起者,包括饮食不节、情志刺激或外感热病过程中;由内伤引起者,则多由于素体虚弱、劳逸失调。一般来说,外因所致者,实证较多;内伤所致者,虚证为主。

1.情志所伤　　以过喜、过怒、过思较为常见。喜笑无度,心神激动,神魂不安而不寐;或暴怒伤肝,肝气郁结,郁而化火而不寐;或思虑过多,气机不畅,脾失运化而不寐。

2.耗血失血　　劳心过度,伤心耗血;或妇女崩漏日久,产后失血;病后体衰,或大手术后,或老年气虚血少等,均能导致气血不足,无以奉养心神而致不寐。

3.体弱房劳　　禀赋不足,素体虚弱;或房劳过度,耗损肾精;或久病之人,肾精耗伤,导致水火不济,心阳独亢,神不内守,阳不入阴,发为不寐。

4.饮食不节　　宿食停滞,或过食辛辣,或肠中燥屎,皆可致胃气不和,升降悖逆,以致睡卧不安,而成不寐。宿食停滞,外邪入里还可酿为痰热,上扰心神而使心神不宁,心血不静,阳不入阴发为不寐。

总之,不寐病位主要在心,与肝、脾、肾关系密切。心主神明,神安则寐。阴阳气血,上奉于心,则心得所养;受藏于肝,则肝体柔和;统摄于脾,则生化不息。化而为精,内藏于肾,则阴阳协调,神志安宁。若思虑劳倦伤及诸脏,精血内耗,使心神失养,则发为不寐。

三、诊断

1.入睡困难、多梦、易醒、早醒,重者彻夜难眠,常伴白天乏力、精神萎靡、注意力减退、反应迟钝、情绪低落、烦躁。

2.可表现为一过性失眠,即偶尔失眠,或短期失眠为2～3周或数月的失眠,或慢性失眠,通常指病程在6个月以上的经常性失眠。

四、辨证论治

(一)辨证要点

辨不寐的虚实

(二)治则治法

1.治疗上以补虚泻实,调整阴阳为原则。注意调整脏腑气血阴阳,应着重在调治所病脏腑及其气血阴阳,如补益心脾、滋阴降火、交通心肾、疏肝养血、益气镇惊、化痰清热、和胃化滞等,使气血调和,阴阳平衡,脏腑功能恢复。

2.在辨证治疗的基础上施以安神镇静之法。安神的方法,有养血安神、清心安神、育阴安神、益气安神、镇心安神,以及安神定志等不同,可以随证选用。

3.注重精神治疗的作用:消除顾虑及紧张情绪,保持精神舒畅。

(三)分证论治

1.心脾两虚

【主症】 不易入睡,或睡中多梦易醒,醒后再难入寐。

【兼次症及舌脉】 心悸、神疲、乏力、口淡无味,或腹胀,不思饮食,面色萎黄,舌质淡,舌苔薄白,脉象缓弱。

【病机要点】　心脾两虚,营血不足。

【治法】　补益心脾,养心安神。

【主方】　归脾汤。

2.阴虚火旺

【主症】　心烦失眠,入睡困难。

【兼次症及舌脉】　手足心发热,盗汗,口渴,咽干,或口舌糜烂,舌质红,或仅舌尖红,少苔,脉象细数。

【病机要点】　心阴不足,阴虚内热。

【治法】　滋阴降火,清心安神。

【主方】　黄连阿胶汤。

3.心肾不交

【主症】　心烦不寐,头晕耳鸣,烦热盗汗。

【兼次症及舌脉】　精神萎靡,健忘,腰膝酸软;男子滑精阳痿,女子月经不调。舌尖红,苔少,脉细数。

【病机要点】　水火不济。

【治法】　交通心肾。

【主方】　交泰丸。

4.肝郁血虚

【主症】　虚烦不寐,难以入寐,即使入寐,也多梦易惊。

【兼次症及舌脉】　或胸胁胀满,善太息,平时性情急躁易怒,眩晕,口干咽燥,舌淡,苔白,脉弦细。

【病机要点】　肝血不足,阴虚内热。

【治法】　疏肝养血安神。

【主方】　酸枣仁汤加郁金。

5.心胆气虚

【主症】　不寐多梦,易于惊醒。

【兼次症及舌脉】　胆怯恐惧,遇事易惊,心悸气短,倦怠,小便清长,或虚烦不寐,形体消瘦,面色㿠白,易疲劳,或不寐心悸,虚烦不安,头目眩晕,口干咽燥。舌质淡,苔薄白,或舌红,脉弦细或弦弱。

【病机要点】　心虚胆怯,心神不安。

【治法】　益气镇惊,安神定志。

【主方】　安神定志丸。

6.痰热内扰

【主症】　不寐头重,痰多胸闷,心烦。

【兼次症及舌脉】　恶心,嗳气,口苦目眩,或大便秘结,彻夜不寐。舌质偏红,舌苔黄腻,脉象滑数。

【病机要点】　痰火内盛,扰乱心神。

【治法】　化痰清热,和中安神。

【主方】　黄连温胆汤。

第五节　中风

一、概念

1.主症　中风是以突然昏仆、半身不遂、口舌㖞斜、言语謇涩或不语、偏身麻木为主症的一种常见病证,又名卒中。具有起病急、变化快的特点,好发于中老年人。

2.基本病机　气血逆乱,上犯于脑,脑脉痹阻或血溢脑脉之外。

二、病因病机

本病的病因多在脏腑功能失调,气血亏虚的基础上,加之劳倦内伤、忧思恼怒、饮食不节、用力过度或气候骤变等诱因,而致痰浊、瘀血内生,或阳化风动,血随气逆,导致脑脉痹阻或血溢脑脉之外,脑髓神机受损而发为中风。

1.正气虚弱,内伤积损 年老正气衰弱是发病的主要因素。年老气血亏虚,加之内伤积损,或纵欲伤精,或久病气血耗伤,或劳倦过度,致气血再衰,气虚则血行不畅,脑脉瘀阻;阴血虚则阴不制阳,风阳动越,夹气、血、痰、火上冲于脑,蒙蔽清窍而发病。阳气者,烦劳则张,烦劳过度,易引动风阳,致气血并逆而发病。

2.情志过极,化火生风 七情失调,肝气郁滞,血行不畅,瘀阻脑脉;或素体阴虚,水不涵木,复因情志所伤,肝阳骤亢;或五志过极,心火暴盛,风火相煽,血随气逆,上扰元神,神明失用而发病。

3.饮食不节,痰浊内生 过食膏粱厚味,脾失健运,气不化津,反聚湿生痰,痰郁化热;或肝木素旺,木旺乘土,致脾失健运,内生痰浊;或肝火内热,炼液成痰,痰热互结,风阳夹痰而横窜经络,上蒙清窍,发为本病。

总之,中风的病位在脑髓脉络,涉及心、肝、脾、肾等多个脏腑;病性属本虚标实。急性期以风、火、痰、瘀等标实证候为主,常由于脑络受损,神机失用,而导致多脏腑功能紊乱,出现清窍闭塞、腑气不通、痰瘀互阻、血脉不畅等诸多证候。恢复期及后遗症期则表现为虚实夹杂或本虚之证,气虚、阴虚证候逐渐明显,以气虚血瘀、肝肾阴虚为多,亦可见气血不足、阳气虚衰之象,而痰瘀互阻往往贯穿中风的始终。

三、诊断

1.以半身不遂,口喝斜,言语不利,偏身麻木,甚则神志恍惚、迷蒙、神昏为主症。

2.发病急骤,部分病人可渐进发展。病前多有头晕头痛,肢体麻木,一过性言语不利,视物昏花等先兆。

3.发病年龄多在40岁以上,多嗜好烟酒、膏粱厚味,或素体肝阳上亢、痰湿素盛。多因恼怒、劳累、酗酒、受凉等因素诱发。

四、鉴别诊断

中风须与口僻、痫病、厥证、痉病相鉴别。

1.中风　发病形式:急性起病;神昏:可能有;症状:半身不遂,口舌喝斜,言语不利,偏身麻木。

2.口僻　发病形式:急性起病;神昏:无;症状:以口眼喝斜,口角流涎,言语不清为主症,常见外感表证或耳背疼痛。

3.痫病　发病形式:反复发作;神昏:发作性神昏,移时苏醒;症状:伴四肢抽搐,口吐涎沫,口中异样怪叫,醒后如常人。

4.厥证　发病形式:急性起病;神昏:突然神昏,移时苏醒;症状:多伴见面色苍白,四肢厥冷。

5.痉病　发病形式:突然发作;神昏:可能有;症状:以肢体抽搐、项背强直,甚至角弓反张为特征。

五、辨证论治

(一)辨证要点

1.辨中经络和中脏腑

2.辨闭证与脱证

3.辨分期

(二)治则治法

1.中风急性期标实证候突出,急则治其标,当以祛邪为主。常用醒神开窍、平肝息风、清化痰热、化痰通腑、活血通络等治疗方法。

2.闭证当以祛邪开窍醒神法治疗;脱证则以扶正固脱为法;"内闭外脱"者,醒神开窍与扶正固脱兼用。

3.恢复期与后遗症期多为虚实夹杂,治宜扶正祛邪,常用育阴息风、益气活血等法。

（三）分证论治

1.中经络

（1）风痰阻络

【主症】 半身不遂,口舌㖞斜,言语謇涩或不语,偏身麻木。

【兼次症及舌脉】 头晕目眩,痰多而黏,舌质暗淡,舌苔薄白或白腻,脉弦滑。

【病机要点】 以风、痰、瘀为主,多见于急性期。内生之风夹痰上扰清窍,留滞脑脉,致脑脉痹阻,神机失用。

【治法】 息风化痰,活血通络。

【主方】 化痰通络汤。

（2）风火上扰

【主症】 半身不遂,口舌㖞斜,言语謇涩或不语,偏身麻木。

【兼次症及舌脉】 眩晕头痛,面红目赤,口苦咽干,心烦易怒,尿赤便干,舌质红或红绛,舌苔黄腻而干,脉弦数。

【病机要点】 肝阳上亢,阳化风动,风火相煽,鼓荡气血上冲犯脑。

【治法】 平肝息风,清热泻火。

【主方】 天麻钩藤饮。

（3）痰热腑实

【主症】 半身不遂,口舌㖞斜,言语謇涩或不语,偏身麻木。

【兼次症及舌脉】 腹胀便秘,头痛目眩,咯痰或痰多,舌质红,舌苔黄腻,脉弦滑或弦滑而大。

【病机要点】 痰热上扰清窍,痹阻脑脉,滞于中焦,腑气不通。

【治法】 化痰泄热通腑。

【主方】 星蒌承气汤。

（4）气虚血瘀

【主症】 半身不遂,口舌㖞斜,言语謇涩或不语,偏身麻木。

【兼次症及舌脉】 面色㿠白,气短乏力,自汗出,心悸便溏,手足肿胀,舌质暗淡,边有齿痕,舌苔薄白或白腻,脉沉细。

【病机要点】　正气不足,血行不畅,瘀滞脑脉,阻滞经络。

【治法】　益气活血。

【主方】　补阳还五汤。

(5)阴虚风动

【主症】　半身不遂,口舌㖞斜,言语謇涩或不语,偏身麻木。

【兼次症及舌脉】　眩晕耳鸣,手足心热,咽干口燥,舌质红而干,少苔或无苔,脉弦细数。

【病机要点】　肝肾阴虚,阴不制阳,内风煽动,气逆血乱。

【治法】　滋阴潜阳,镇肝息风。

【主方】　镇肝息风汤。

2.中脏腑

(1)风火闭窍

【主症】　突然昏仆,不省人事,半身不遂,肢体强痉,口舌㖞斜。

【兼次症及舌脉】　两目斜视或直视,面红目赤。口噤,项强,两手握固拘急,甚则抽搐。舌质红或绛,苔黄燥或焦黑,脉弦数。

【病机要点】　肝阳暴张,阳化风动,气血逆乱,直冲犯脑。

【治法】　清热息风,醒神开窍。

【主方】　天麻钩藤饮配合紫雪丹或安宫牛黄丸鼻饲。

(2)痰热闭窍

【主症】　起病急骤,神识昏蒙,半身不遂,口舌㖞斜,肢体强痉拘急。

【兼次症及舌脉】　鼻鼾痰鸣,项强身热,气粗口臭,躁扰不宁,甚则手足厥冷,频繁抽搐,偶见呕血,舌质红或红绛,舌苔黄腻或黄厚干,脉弦滑数。

【病机要点】　痰热内闭,上犯于脑,清窍闭塞,神明失司。

【治法】　清热化痰,醒神开窍。

【主方】　羚羊角汤配合安宫牛黄丸或至宝丹鼻饲。

（3）痰湿蒙窍

【主症】　神识昏蒙，半身不遂，口舌㖞斜，言语謇涩或不语，感觉减退或消失。

【兼次症及舌脉】　痰鸣漉漉，面白唇暗，静卧不烦，二便自遗，周身湿冷，舌质紫暗，苔白腻，脉沉滑缓。

【病机要点】　素体阳虚，湿痰内蕴，夹内生之风阳上逆，蒙塞清窍。

【治法】　温阳化痰，醒神开窍。

【主方】　涤痰汤配合灌服或鼻饲苏合香丸。

（4）元气败脱

【主症】　突然昏仆，不省人事，目合口开，肢体瘫软，手撒肢冷，汗出如珠。

【兼次症及舌脉】　二便自遗，舌痿，舌质紫暗，苔白腻，脉微欲绝。

【病机要点】　精气已衰，阳气已脱，阴阳离决。

【治法】　益气回阳，扶正固脱。

【主方】　参附汤。

第六节　痴呆

一、概念

1.主症　以呆傻愚笨为主症的一种神志病。

2.病机要点　髓海空虚，神志失养；或脑气与脏气不相连接，神机失用所致。

二、病因病机

痴呆是一种神志病。脑为元神之府，又为髓海，故本病的病位在脑，与心肝脾肾功能失调密切相关。病因以内因为主，先天不足，或年迈体虚，肝肾亏虚，精亏髓减，或久病迁延，心脾受损，气虚血少，导致髓海空虚,神志失养,渐成痴呆;或痰瘀浊毒内生,损伤脑络,使脑气与脏气不相连接,神机失用而成痴呆。

1.髓海不足　与先天禀赋不足有关的痴呆患者,往往有明确的家族史;或无家族史而因禀赋不足,元气匮乏,至年老而肾气日衰,髓海失充,神志失养,渐成痴呆。

2.脾肾亏损　《素问·八正神明论》云:"血气者,人之神"。此处强调人的"神"即智能、情感和意识与血气的密切关系。年老或久病,致脾肾亏损,气血生化不足,神志失养,而成痴呆。本病起病缓慢,以虚为多见,也有部分病例属本虚标实证。其虚在肝肾者,可致精亏髓少;其虚在脾胃者,可致气血不足。

3.痰瘀痹阻　七情所伤,肝郁气滞,血涩不行,气滞血瘀,脑脉不通,脑气不得与脏相连接;或肝气郁结,克伐脾土;或起居适宜、饮食失节,使脾胃受伤,或年老多病之体,脾肾渐衰,以致痰浊壅阻,蒙蔽清窍而发痴呆;又或产伤、外伤、卒中之后瘀血留滞而成痴呆者,乃久病入络,瘀浊阻窍,神机失用所致。

4.心肝火旺　七情所伤,肝郁日久生热化火,心神被扰,则性情烦乱,忽哭忽笑,变化无常。人至老年,肾水衰少,水不涵木,致阴虚而阳亢,或复因烦恼过度,情志相激,肝郁化火,肝火上炎;或水不济火,心肾不交,心火独亢,扰乱神明,发为痴呆。

5.毒损脑络　"毒"是由脏腑功能和气血运行失常,使机体内生理或病理产物不能及时排出,蕴积体内过多而成,属内生之毒。其核心在于诸邪壅积,酿生浊毒,邪气亢盛,败坏形体。内生之毒包括瘀毒、热毒、痰毒等。毒邪可破坏形体,损伤脑络,使神机失用,故发痴呆而病情波动加重。

三、诊断

1.典型症状包括记忆和认知损害、生活能力下降、精神行为障碍三个方面。

2.本病多发于 65 岁以上的老年人,患病率随年龄而增高,且与受教育程度有关。本病起病缓慢,病情渐进加重,病程一般较长。也有少数病例起病较急,病情波动,呈阶梯样加重,常见于中风患者。

3.神经心理学评估和颅脑 MRI 或 PET 检查等有助于本病诊断。

四、鉴别诊断

痴呆须与癫病、健忘、郁证相鉴别

表 2-5 痴呆与癫病、健忘、郁证鉴别表

	痴呆	癫病	健忘	郁证
年龄	多见于老年人	中青年多见	中老年多见	中青年多见
性别	女性多见	无性别差异	无性别差异	女性多见
病因	年老肾虚	禀赋不足	年老肾虚	情绪压抑
病机要点	痰瘀内生 髓海不足 痰瘀阻窍	情志刺激 痰气蒙窍	肾精亏损 气血失养	久不释怀 气郁痰结
主症	记忆减退渐进加重,或呆傻愚钝,生活不能自理	沉默寡言,语无伦次或喃喃自语,静而少动	记忆减退呈增龄性特征,但认知、生活能力正常	心境不佳,情绪抑郁,委屈悲伤

五、辨证论治

(一)辨证要点

1.辨虚实

2.辨新旧

3.辨缓急

4.辨演变

(二)治则治法

1.调补脾肾精气 凡禀赋不足,或见脾肾两虚之证,治宜补肾填精,健脾益气,重在培补先天、后天,以冀化源得滋,脑髓得充,有助

治疗。

2.开郁涤痰祛瘀　气郁则开,而痰滞当消。或开郁逐痰,或健脾化痰,或清心涤痰、泻火祛痰,或痰瘀同治。

(三)分证论治

1.髓海不足

【主症】　记忆减退,定向不能,判断力差,或失算,重者失认、失用,懒惰思卧。

【兼次症及舌脉】　齿枯发焦,腰酸骨软,步行艰难,舌瘦色淡,舌苔薄白,脉沉细弱。

【病机要点】　肝肾亏虚,脑髓失充。

【治法】　滋补肝肾,填髓养脑。

【主方】　七福饮。

2.脾肾两虚

【主症】　记忆减退,表情呆板,沉默寡言,行动迟缓,甚而终日寡言不动,失认失算,口齿含糊,词不达意,饮食起居皆需照料。

【兼次症及舌脉】　腰膝酸软,肌肉萎缩,食少纳呆,气短懒言,口涎外溢或四肢不温,腹痛喜按,五更泄泻,舌质淡白,舌体胖大,舌苔白,或舌红苔少或无苔,脉沉细弱、两尺尤甚。

【病机要点】　脾肾亏虚,气血不足。

【治法】　补肾健脾,培元生髓。

【主方】　还少丹。

3.痰浊蒙窍

【主症】　记忆减退,表情淡漠,头晕身重,晨起痰多,少动不语,恶心不食,忽笑忽歌,忽愁忽哭,与之美馔则不受,与之污秽则无辞,与之衣不着,与之草木则反喜;重症则不能自理生活。

【兼次症及舌脉】　其面色㿠白或苍白不泽,气短乏力,舌体胖,舌质淡,苔腻浊,脉细滑。

【病机要点】　瘀浊阻窍,神机失用。

【治法】 化痰开窍,益气健脾。

【主方】 洗心汤。

4.血瘀气滞

【主症】 多有产伤及外伤病史,或心肌梗塞史、脑卒中史,或素有血瘀之疾,善忘、善恐。

【兼次症及舌脉】 神情淡漠,反应迟钝,寡言少语,或妄思离奇,或头痛难愈,舌质暗紫,有瘀点瘀斑,舌苔薄白,脉细弦、沉迟,或见涩脉。

【病机要点】 气滞血瘀,脑髓失养。

【治法】 活血行气,通阳宣窍。

【主方】 通窍活血汤。

5.心肝火旺

【主症】 头晕头痛,健忘颠倒,认知损害,自我中心。

【兼次症及舌脉】 心烦易怒,口苦目干,筋惕肉瞤,舌质暗红,舌苔黄或黄腻,脉弦滑或弦细而数。或可见口眼㖞斜,肢体麻木或半身不遂,或尿赤,大便秘结等。

【病机要点】 心肝火旺,扰乱神明。

【治法】 清心平肝,醒神开窍。

【主方】 天麻钩藤饮。

6.毒损脑络

【主症】 表情呆滞、双目无神、不识事物、面色晦暗、秽浊如蒙污垢。

【兼次症及舌脉】 面红微赤,口气臭秽、口中黏涎秽浊、溲赤便干或二便失禁、肢麻、颤动、舌强语謇,烦躁不安甚则狂躁,举动不经,言辞颠倒,苔厚腻、积腐、秽浊结,舌暗或有瘀斑等。

【病机要点】 毒损脑络,神机殆废。

【治法】 解毒化浊,通络达邪。

【主方】 黄连解毒汤。

第七节　痫病

一、概念

1.主症　以精神恍惚,甚则突然仆倒,昏不知人,口吐涎沫,两目上视,四肢抽搐,或口中作猪羊叫声,移时苏醒如常人为主症。

2.病机要点　气机逆乱,元神失控所致。

二、病因病机

痫病是因痰浊或瘀血内伏脑窍,复因七情郁结、六淫之邪、饮食失调、劳作过度、生活起居失于调摄等诱发因素相激,遂致气机逆乱而触动积痰、瘀血,闭塞脑窍,壅塞经络。

1.七情失调　突受大惊大恐,气机逆乱,进而损伤脏腑。肝肾受损,易阴不敛阳而生热生风;脾胃受损,易致精微不布,痰浊内聚,经久失调,一遇诱因,痰浊或随气逆,或随火上炎,或随风动,蒙闭心神脑窍,形成痫病。小儿脏腑娇嫩,元气未充,神气怯弱,或素蕴风痰,更易因惊恐而发为本病。同时情志失调亦常为痫病发作的诱因之一。

2.禀赋不足　禀赋不足为先天致病因素,以儿童发病者为多见。多由母患此病,传之于子;或胎产之前,母受惊恐,导致气机逆乱;或精伤而肾亏,所谓"恐则精却";或在胎产非正常分娩中,伤及胎气,禀赋受损,脏腑失调,痰浊阻滞,遇诱因则气机逆乱,风阳内动而成本病。

3.脑部外伤　跌仆撞击,或出生时难产,均能导致颅脑受伤。外伤之后,气血瘀阻,脉络不和,痰浊瘀血内伏于脑,遇有诱因则气机逆乱,痰瘀蒙闭清窍发为本病。

4.其他病因　其他疾病之后如温热病出现高热,熬津成痰,或邪热灼伤血脉,血脉瘀滞不畅,痰瘀内伏于脑;或中风之后痰瘀壅塞脑脉,遇有诱因则气机逆乱,痰瘀蒙闭清窍可发为本病。

三、诊断

1.发作时突然昏倒,不省人事,两目上视,四肢抽搐;或有口中如作羊、猪叫声,醒后除疲乏外一如常人;部分发作时可见多种形式,如口、眼、手等局部抽搐而无突然昏倒,或幻视,或失神,或呕吐、多汗,或无意识的动作等。

2.起病急骤,发作时间长短不一,但移时可醒,醒后如常人,无后遗症。反复发作,每次发作的情况基本相同。

3.多有家族史,或产伤史,或颅脑外伤史。每因惊恐、劳累、情志过极而诱发。

4.发作前有眩晕、胸闷、叹息等先兆。

四、鉴别诊断

痫病须与痉病、厥证、中风相鉴别

表 2-6　痫病与痉病、厥证、中风症状鉴别表

	痫病	痉病	厥证	中风
发病先兆	眩晕、胸闷、叹息等	双目不瞬,口角肌肉抽动,肌肉眴动	心悸、汗出、面苍白、头晕等	头痛、头晕、手麻、胸闷等
发病时症状	四肢抽搐,项背强直,两目上视,口吐痰涎,或口中如作猪羊叫声	角弓反张	四肢厥冷	半身不遂,口舌㖞斜,言语不利,偏身麻木,甚至神志恍惚、迷蒙、神昏、昏愦
后遗症状	无	无	轻者移时苏醒,无偏瘫、失语、口眼㖞斜等后遗症,重者可至厥脱不醒	可遗留半身不遂,口舌㖞斜,言语不利等后遗症

五、辨证论治

(一)辨证要点

1.辨病情轻重　一是发病时间之长短,一般持续时间长则病重,短则病轻;二是发作间隔时间之久暂,即间隔时间久则病轻,短则病重。

2.辨证候虚实　痫病之风痰闭阻,痰火扰神属实;而心脾两虚,肝肾阴虚属虚;发作期多实,或实中夹虚,休止期多虚,或虚中夹实。

(二)治则治法

痫病治疗宜分标本虚实,频繁发作时以治标为主,着重豁痰顺气,息风开窍定痫;平时以治本为重,宜健脾化痰、补益肝肾、养心安神等以调理脏腑,平顺气机,杜其生痰动风之源。

(三)分证论治

1.风痰痹阻

【主症】　卒然昏仆,目睛上视,口吐白沫,手足抽搐,喉中痰鸣;也有仅为短暂精神恍惚而无抽搐者。

【兼次症及舌脉】　发作前常有眩晕、胸闷等症。舌质淡红,苔白腻,脉弦滑。

【病机要点】　痰浊素盛,上扰清窍。

【治法】　涤痰息风,开窍定痫。

【主方】　定痫丸。

2.痰火扰神

【主症】　卒然仆倒,不省人事,四肢强痉拘挛,口中叫吼,口吐白沫,烦躁不安,气高息粗,痰鸣漉漉,口臭。

【兼次症及舌脉】　平素情绪急躁,心烦失眠,咯痰不爽,口苦而干,便秘便干,舌质红,苔黄腻,脉弦滑数。

【病机要点】　痰蕴化火,上扰脑神。

【治法】　清热泻火,化痰开窍。

【主方】　龙胆泻肝汤合涤痰汤。

3.瘀阻脑络

【主症】　平素多有头晕头痛,痛有定处。

【兼次症及舌脉】　常伴单侧肢体抽搐,或一侧面部抽动,颜面口唇青紫,舌质暗红或有瘀斑,舌苔薄白,脉涩或弦。

【病机要点】　瘀血阻络,脑神失养。

【治法】　活血化瘀,息风通络。

【主方】　通窍活血汤。

4.脾虚痰盛

【主症】　痫病反复发作。

【兼次症及舌脉】　神疲乏力,食欲不佳,面色不华,大便溏薄或有恶心呕吐,舌质淡,苔薄腻,脉濡弱。

【病机要点】　痫病发作日久,心神失养。

【治法】　健脾和胃,化痰降逆。

【主方】　六君子汤合归脾汤。

5.肝肾阴虚

【主症】　痫病频发之后,神思恍惚,面色晦暗,头晕目眩。

【兼次症及舌脉】　两目干涩,耳廓焦枯不泽,健忘失眠,腰膝酸软,大便干燥。舌质红,苔薄白,或薄黄少津,脉细数,或弦数。

【病机要点】　痫病久发,肝肾阴虚。

【治法】　滋补肝肾,潜阳安神。

【主方】　左归丸。

第八节　厥证

一、概念

1.主症　以突然昏倒,不省人事,四肢厥冷为主症。轻者昏厥时间短,清醒后无偏瘫、失语、口眼㖞斜等后遗症;重者则一厥不醒而导致死亡。

2.病机要点　气机逆乱,升降失常,阴阳之气不相顺接所致。

二、病因病机

厥证的病因有外感、内伤两端。外感源于感受六淫、秽恶之邪,内伤则由情志失调或饮食失节引发;其病理因素不外气、血、痰、食、暑。

1.外邪侵袭　感受六淫或秽恶之邪,使气机逆乱,阴阳之气不相顺接,即可发为昏厥。

2.情志所伤　情志变动可引起气血及脏腑功能失调,致气逆上冲,发为本病。情志因素主要指恼怒、惊骇、恐吓的情志变动,是厥证的主要原因。

3.饮食劳倦　元气素虚者,如因过饥、过劳,或睡眠不足,阴阳气血暗耗,以致脑海失养;或因暴饮暴食,饮食停于胸膈,上下不通,阴阳升降受阻,均可引发昏厥。

4.瘀血阻滞　脏腑功能障碍,气机运行失常,均可导致瘀血内生。瘀血内闭,痹阻经络,营卫不通,复因情志刺激,阴阳气血不能顺接可形成厥证。

5.痰邪内伏　形盛气弱之人,嗜食酒酪肥甘,致脾胃受伤,运化失常,聚湿生痰,阻滞气机。如遇诱因,痰随气升,清阳被阻,可发为昏厥。

6.亡血失津　大汗吐下,或因创伤出血,产后失血等,以致气随血脱,阳随阴消,神明无主,均可出现厥证。

7.剧烈疼痛　疼痛伤气,致使气机逆乱而卒然昏倒。

总之,厥证的发生多因情志不遂,饮食劳倦,外邪侵袭,剧烈疼痛,亡血失津等原因使气机逆乱,升降失常,阴阳之气不相顺接而致。

三、诊断

1.以突然昏倒,不知人事,移时苏醒为主症。

2.发病前常有情志刺激史,或有大出血病史,或素体痰湿较盛等,应了解既往有无类似病证发生。

3.发病前可有头晕心悸,视物模糊,面色苍白,出汗等先兆症状。发病时常伴恶心、汗出,或四肢厥冷,醒后感头晕、疲乏、口干,但无失语、偏瘫等后遗症,缓解时如常人。

四、鉴别诊断

1.厥证须与中风相鉴别

表 2-7　厥证与中风鉴别表

	厥证	中风
病因	外感,七情,气、血、痰、食	正气虚弱,饮食不节,情志过极
病机要点	气机逆乱,阴阳之气不相顺接	气血逆乱,脑脉不畅
主症	突然昏仆,不知人事,或伴四肢厥冷	突然昏仆,伴有口舌喝斜,失语偏瘫等症

2.厥证须与痫证相鉴别

表 2-8　厥证与痫证鉴别表

	厥证	痫证
病因	外感,七情,气、血、痰、食	先天因素,头部外伤,饮食所伤,七情失调
病机要点	气机逆乱,阴阳之气不相顺接	气机逆乱,元神失控
主症	突然昏仆,不知人事,或伴四肢厥冷	突然昏仆,不知人事,口吐涎沫,两目上视,发作中常有怪叫

五、辨证论治

(一)辨证要点

1.辨病因

2.辨虚实

(二)治则治法

厥证是危急证候,应及时救治,醒神回厥为首要治疗原则。具体治法当辨虚实之不同。实证治以理气、活血、化痰、辟秽而开窍醒神；虚证治以益气、回阳、救逆固脱。

（三）分证论治

1.气厥

（1）实证

【主症】　突然昏倒，不知人事，牙关紧闭，双手握拳，呼吸急促。

【兼次症及舌脉】　发作前情绪激动不安，或郁闷不解，或觉胸前堵闷，四肢麻木。舌苔薄白，脉伏或沉弦。

【病机要点】　肝气不舒，气机逆乱。

【治法】　开窍，顺气，解郁。

【主方】　五磨饮子。

（2）虚证

【主症】　眩晕昏仆，心慌气短。

【兼次症及舌脉】　面色苍白，呼吸微弱，汗出肢冷，或见小便自遗，舌质淡，苔薄白，脉沉细弱。

【病机要点】　中气下陷，清阳不升。

【治法】　补气，回阳，醒神。

【主方】　四味回阳饮。

2.血厥

（1）实证

【主症】　突然昏倒，不省人事，牙关紧闭，面赤唇紫。

【兼次症及舌脉】　平时急躁易怒，醒后头晕头痛，口唇面赤，头晕胀痛。舌质红，苔薄黄，脉弦。

【病机要点】　血随气升，清窍闭塞。

【治法】　理气活血。

【主方】　通瘀煎。

（2）虚证

【主症】　心悸头晕,眼前发黑,昏厥无知。

【兼次症及舌脉】　面色苍白,口唇不华,目陷口张,自汗肤冷,气息低微。舌淡,苔薄白,脉细数无力。

【病机要点】　血虚不能上承。

【治法】　补气养血。

【主方】　独参汤合人参养荣汤。

3.痰厥

【主症】　突然昏厥,喘咳气急,喉中痰鸣。

【兼次症及舌脉】　胸闷纳呆,或呕吐涎沫,呼吸气粗。舌苔白腻,脉沉滑或弦滑。

【病机要点】　恼怒气逆,痰蒙清窍。

【治法】　行气豁痰。

【主方】　导痰汤。

4.食厥

【主症】　饮食不节,尤其是暴饮暴食后,突发昏厥。

【兼次症及舌脉】　脘腹胀满,恶心泛酸,头晕。舌苔厚腻,脉滑。

【病机要点】　食滞于中,气逆于上。

【治法】　消食和中。

【主方】　神术散合保和丸。

5.暑厥

【主症】　夏季或高温环境中突然昏倒,身热汗出,口渴面赤,继则昏厥,不省人事。

【兼次症及舌脉】　或有谵妄,头晕头痛,胸闷乏力,四肢抽搐。舌红而干,苔薄黄,脉洪数或细数。

【病机要点】　暑热内闭,蒙塞清窍。

【治法】 清暑益气,开窍醒神。

【主方】 昏厥时予牛黄清心丸或紫雪丹以凉开水调服,以清心开窍醒神。继用白虎加人参汤或清暑益气汤加减,以祛暑清热,益气生津。

胃痛又称胃脘痛,主要在上腹胃脘部近心窝处经常发生疼痛,故俗称心口疼、心痛。为区别真正心脏有病引起的心痛,胃痛又称胃心痛。

第三章　脾胃病证

第一节　胃痛

一、疾病诊断

胃痛病变部位较局限,多属胃本身病变所引起,临床上应与真心痛、胁痛、腹痛等证候进行鉴别。

1.急性胃炎　多由饮食不洁或刺激性食物引起,上腹部持续性疼痛,逐渐加剧,多伴有呕吐,吐后疼痛暂时缓解,疼痛时用阿托品等解痉药物易缓解,上腹部及左肋下轻度压痛。急性胃炎引起的疼痛多表现胃中湿热,故除用解痉止痛药之外,重点要清利胃中湿热。

2.慢性胃炎　经常反复发作的中上腹隐痛、钝痛、胀痛或刺痛。疼痛无节律性,无饥饿痛与进餐后缓解的特点。伴腹胀、嗳气,进食后加重,可有食欲不振、恶心、呕吐、消化不良、泛酸、舌苔厚腻等。根据胃黏膜的组织学改变,慢性胃炎可分为三类:慢性浅表性胃炎、慢性萎缩性胃炎、慢性肥厚性胃炎。X线检查浅表性胃炎只能发现胃窦部炎性表现,肥厚性胃炎与萎缩性胃炎均可经 X 线检查而诊断。必要时可做胃镜检查。慢性胃炎多久病有虚象,或表现脾胃虚寒,或表现胃阴虚。当疼痛急性发作时可表现胃中郁热或湿热。

3.胃、十二指肠溃疡　慢性上腹痛,病程长,时发时愈,如无并发症,全身情况一般无明显影响。压痛的部位:胃溃疡多位于上腹正中或稍偏左;十二指肠球部溃疡多位于上腹稍偏右;前壁溃疡疼痛可放射至同侧胸骨旁,后壁溃疡可放射至脊椎旁相应部位。大多数病人每年深秋至次年春末发作比较频繁。70%～85%病例有典型的节律性疼痛。贲门部或胃小弯部溃疡常在食后1～2小时发作,胃小弯部溃疡常有进食——疼痛——舒适的规律。幽门部或十二指肠球部溃疡常在食后2～4小时发作,饥饿时疼痛加重。十二指肠球部溃疡常有进食——舒适——疼痛的规律,故每于夜间作痛或在睡眠中痛醒。疼痛常在进食后或服用碱性药物后减轻或缓解,而精神紧张、饮食失调、过劳、天气变化等可使疼痛加重。许多病人有离心、泛酸症状。有少部分溃疡病人可无疼痛,而突然出现大出血或穿孔。

4.胃癌　上腹痛,早期多为隐痛或不适感,晚期可有剧痛。疼痛无规律性,餐后反而加重。有些疼痛类似溃疡病,用碱性药物可缓解。上腹部饱胀不适,食欲减退,体重减轻,晚期上腹部可摸到肿块、左锁骨上可摸到质硬的淋巴结。临床诊断时,凡过去从无胃病史,而在40岁以后,无明显诱因而反复出现上述情况,应提高警惕。症状呈进行性恶化时,应做进一步检查。上消化道钡餐透视、纤维胃镜检查均可确诊。

5.胃痉挛　急性上腹部不规则的痉挛性疼痛,疼痛剧烈,可伴有全身出冷汗。不发作时饮食如常,一般情况好,多由情绪因素或酸、辣、冷饮食引起。

除以上几种常见疾病外,其他如胃下垂、胃黏膜脱垂、胃扭转、胃肠神经官能症等也可引起胃疼痛。

二、辨证治疗

胃为水谷之海,五脏六腑之大源,胃以降为顺,外邪和内伤均可引起胃和降功能失常而发生疼痛,故临床治疗以理气和胃止痛为大法,但须审证求因,邪盛以祛邪为急,正虚以养正为先,虚实夹杂者当邪正兼顾。

1.寒邪客胃　可有受寒凉病史,胃痛暴作,恶寒喜暖,脘腹得温则痛减,遇寒则痛剧,喜热饮。苔薄白,脉弦紧。治则:温胃散寒止痛。良附丸加味:高良姜、香附各 10 克。加桂枝、草豆蔻各 10 克,陈皮、生姜各 6 克。水煎服。轻症可用局部温熨或生姜红糖汤即可止痛。遇寒而引起胃痉挛疼痛者可按此方治疗。

2.饮食积滞　有饮食不节或不洁病史,脘腹胀满疼痛,嗳腐吞酸,或吐不消化食物,吐后或矢气后疼痛减轻,或大便粘滞不爽。苔厚腻,脉滑。治则:消食导滞,和胃止痛。保和丸加减:焦山楂、半夏、连翘、陈皮、神曲各 10 克,莱菔子 15 克,茯苓 12 克。可加木香 10 克,香附 12 克。水煎服。伴大便干结者,可加大黄 10 克。此证型多见于急性胃炎、急性胃扩张等疾病。

3.肝气犯胃　攻撑作痛,脘痛连胁,嗳气频繁,大便不畅,每因情志因素而痛作。苔多薄白,脉沉弦。治则:疏肝理气,和胃止痛。柴胡疏肝散加和胃止痛药物:杭芍、香附各 12 克,川芎、柴胡、枳壳、陈皮各 10 克,甘草 6 克。可加砂仁、内金、白蔻各 6 克,木香 10 克等。水煎服。单验方:姜黄 18 克,炒香附 15 克,研细末,每服 2～3 克。黑香附 12 克,砂仁、甘草各 3 克,共为细末,每服 2～3 克。中成药可用舒肝和胃丸。

4.肝胃郁热　胃脘部灼热疼痛,痛势急迫,烦躁易怒,泛酸嘈杂,口干口苦。舌红苔黄,脉弦或数。治则:疏肝泄热,和胃止痛。化肝煎加减:青皮、丹皮各 10 克,陈皮 6 克,白芍 15 克,栀子 12 克(原方中泽泻、贝母不用)。水煎服。生气后疼痛加重,自拟方:疏肝清胃汤:柴胡 10g,枳实 10g,白芍 10g,炙甘草 6g,黄连 10g,山栀 10g,蒲公英 10g,草豆蔻10g,炒莱菔子 15g,干姜 6g,海螵蛸 15g,陈皮 10g。水煎服。治疗此证慎用香燥药如白蔻、砂仁等,以防燥热伤阴。此证可由肝气犯胃久而不愈而化生。

5.湿热蕴胃　胃脘热痛,嘈杂泛酸,或胀闷,口干口苦,食欲不振或呕吐。舌苔黄腻,脉数。治则清热燥湿和胃。清热燥湿和胃汤(自拟方):黄连 10g,山栀 10g,蒲公英 15g,茵陈 15g,枳实 10g,木香 10g,竹茹10g,生甘草 6g,草豆蔻 10g。水煎服。

以上五证型临床多见于急慢性胃炎、溃疡病等病。

6.胃阴亏虚　胃中隐隐作痛,或上腹部不适,食欲不振,发作性腹痛,口燥咽干,大便干结。舌红少津,脉数。治则:滋养胃阴,和胃止痛。益胃汤合芍药甘草汤:沙参、麦冬、玉竹、冰糖(后入)各10克,生地12克,白芍15克,甘草6克。水煎分3次服。此型多见于慢性萎缩性胃炎,胃酸分泌减少。治疗以甘平或甘凉濡润药养胃阴,或以酸甘药物为主,酸甘化阴。病人多消化能力减弱,不饥不食,在以上药物基础上要加焦三仙、鸡内金等助消化药物。

7.瘀血滞胃　胃脘疼痛,痛处固定而拒按,或痛如针刺,食后疼痛加重,或见吐血,便黑。舌质紫暗,脉涩。治则:行血止血,散瘀止痛。方用失笑散合丹参饮加大黄、甘草:蒲黄、丹参各10克,五灵脂(醋炒)、檀香、砂仁各6克,大黄、甘草各6克。水煎服。出血量多者,应用灵脂炭、白及粉、三七粉各6克,大黄粉、蒲黄炭各10克,共为末,每服2克,水冲服。兼气虚者,应加人参、白术、茯苓、甘草益气健脾。

8.脾胃虚寒　胃中隐痛,胃脘部发凉,喜温喜按,空腹和受凉后疼痛加重,得食痛减,泛吐清水,纳差,神疲乏力,甚则手足不温,大便溏薄。舌淡苔白,脉虚弱或迟缓。治则:温中散寒,和胃止痛。黄芪建中汤加减:桂枝10克,黄芪、白芍各15克,甘草、生姜各6克,大枣10枚,水煎纳饴糖或红糖30克,分温两服。或常服附子理中丸。泛酸多者,可加吴茱萸、煅瓦楞各15克以制酸;泛吐清水多者,可加干姜、半夏、陈皮各10克,茯苓15克。此型多见于慢性胃炎和溃疡病。

9.寒热郁滞　胃脘疼痛,饮食怕凉,干呕,纳差,或伴肠鸣下利,苔黄腻,脉弦数。治则:温胃散寒清郁热。用药当辛开苦降,寒热并用。甘草泻心汤加减:炙甘草、黄连、黄芩、干姜、半夏各10克,党参15克,大枣12枚。可加砂仁、枳壳各10克。水煎服。此型多见素有胃炎而急性发作者。

各种胃脘痛均可用针刺法治疗。取穴内关、中脘、足三里,暴痛实证用泻法,久痛虚证用补法。虚寒性胃脘痛可艾灸中脘、足三里、神阙穴。

胃痛为临床常见证候,主要病因是情志不遂和饮食不节,如生气、饮酒等。故在用药治疗的同时,要嘱咐病人注意精神调摄和饮食调理,否则会反复发作,缠绵难愈。

第二节　痞满

一、概念

1.主症:自觉胃脘痞塞、胸膈满闷为主要临床特征的病证。

2.病机要点:中焦气机壅滞、脾胃升降失司所致。

3.痞者闷塞之感,满者胀满之意,痞满按部位分为胸痞、胃痞等,胃痞古称"心下痞",多见于胃脘部。

二、病因病机

痞满的主要病变在胃,与肝、脾有关,其致病原因有感受湿热,内伤饮食,情志失调,脾胃虚弱等。

1.感受湿热　感受外邪,邪气入里,或误下伤中,邪气内陷,皆可导致中焦气机阻塞。因阳明胃土,阳气隆盛,感邪易湿从热化,湿热蕴结中焦,气机为之阻塞,遂成痞满。

2.内伤饮食　胃主纳降,脾主升运,饮食不节,恣食生冷,过食肥甘,酗酒嗜烟,皆可滞胃碍脾,使胃纳脾运受阻,食气滞壅胃脘发生痞满。

3.情志失调　抑郁恼怒则伤肝,使肝失疏泄,横逆乘脾犯胃,脾胃气机滞于中焦则发痞满;忧思多虑则伤脾,使脾气郁结,升运失常,胃气遂之壅滞,亦可发为痞满。

4.脾胃虚弱　脾胃气虚,中焦气机不能斡旋升降,气机阻滞于中焦,则发生痞满,脾虚失于健运,水谷不能化精微,凝聚成湿,痰湿困脾滞胃,可发生痞满。

三、诊断

1.以自觉胃脘部痞塞胀满为诊断主要依据,并有按之柔软,压之不痛,望无胀形的特点。

2.发病缓慢,时轻时重,反复发作。多由饮食不节、情志抑郁、感受外邪,过度劳累等因素诱发。

3.常伴有饱胀、食少、嗳气,病延日久可见气血亏损症状。

四、鉴别诊断

痞满须与鼓胀相鉴别

表 3-1　痞满与鼓胀鉴别表

	痞满	鼓胀
病因	感受湿热,内伤饮食,情志失调,脾胃虚弱	酒食不节,情志所伤,血吸虫感染等
病机要点	中焦气机壅滞、脾胃升降失司	肝脾肾三脏受损,气、血、水瘀积腹内
主症	胃脘痞塞、胸膈满闷	腹部胀大如鼓、皮色苍黄、腹壁脉络暴露
治则	调理中焦气机	理气消胀,活血化瘀,利尿逐水,扶正培本

五、辨证论治

(一)辨证要点

辨实痞与虚痞

表 3-2　实痞与虚痞辨别表

	实痞	虚痞
病程	痞证初发或复发期	病程较长,反复发作
病因病机	湿热、食滞、湿阻、气滞	脾气虚弱、胃阴不足

	实痞	虚痞
症状特征	痞满较甚,食后明显,嗳气频作,口干口苦	痞满不甚,神疲乏力,饥不欲食
舌脉	苔腻,脉濡滑弦	舌淡或舌红少津,脉虚

(二)治则治法

1.痞满的基本病机是中焦气机壅阻,脾胃升降失司,故治疗的原则为调理中焦气机为主。

2.气机阻滞病因有虚实之别,因邪实气滞成痞满者,应着重祛除邪气,开泄气机。根据湿热、食积、痰浊、肝郁等不同,分别采用开泄湿热,消食和胃,除湿化痰,疏肝和胃诸法,结合健运脾胃。

3.因脾胃亏虚,邪气留滞成痞满者,当标本兼治为要,培本着重补气养阴,脾气虚者补气健脾以治本;胃阴不足者滋养胃阴以治本,治标则根据气、湿、食、瘀的不同采用相应治法。

4.此外,寒热错杂证当辛苦开泄,寒热并用,平调寒热,开泄气机。

(三)分证论治

1.实痞

(1)湿热蕴胃

【主症】 胃脘痞闷,嘈杂不适,口苦或黏,口干不欲饮。

【兼次症及舌脉】 吞酸,恶心,胃脘灼热,纳呆食少,舌红苔黄或黄腻,脉濡数。

【病机要点】 湿热蕴结中焦,气机升降受阻。

【治法】 清热化湿。

【主方】 黄连温胆汤。

(2)寒热错杂

【主症】 胃脘痞满,但满不痛,胃有凉感,泛酸、嘈杂。

【兼次症及舌脉】 嗳气,恶心呕吐,肠鸣腹胀,不思饮食,倦怠乏力,舌淡苔腻或微黄,脉弦细数。

【病机要点】　寒热错杂,气机中阻。

【治法】　平调寒热。

【主方】　半夏泻心汤。

(3)饮食内停

【主症】　胃脘痞闷,按之尤甚,饱胀厌食,嗳腐吞酸。

【兼次症及舌脉】　恶心呕吐,大便干稀不调,舌苔厚腻,脉滑或实。

【病机要点】　宿食停滞于内,胃纳脾运受阻。

【治法】　消食和胃。

【主方】　保和丸。

(4)痰湿中阻

【主症】　胃脘痞满,胸膈满闷,呕恶纳呆,口淡不渴。

【兼次症及舌脉】　身重困倦,小便不利,舌苔白厚腻,脉濡或沉滑。

【病机要点】　痰湿中阻,中焦气机壅滞。

【治法】　燥湿化痰。

【主方】　二术二陈汤。

(5)肝胃郁热

【主症】　胃脘痞闷,胸胁胀满,泛酸、嘈杂。

【兼次症及舌脉】　嗳气,善长叹息,口干口苦,大便不爽,常因情志因素而加重,舌红苔薄黄,脉弦或数。

【病机要点】　肝胃郁热,胃气壅滞。

【治法】　疏肝清热和胃。

【主方】　越鞠丸。

2.虚痞

(1)脾胃虚弱

【主症】　胃脘痞闷,时轻时重,喜温喜按,食少不饥,困倦乏力。

【兼次症及舌脉】　大便溏薄,脘腹胀满,少气懒言,舌质淡,苔薄白,脉沉细弱。

【病机要点】　脾胃升降乏力,气机滞于中焦。

【治法】　补脾和胃。

【主方】　六君子汤。

(2)胃阴不足

【主症】　胃脘痞闷,嘈杂不适,似饥不欲食,口干咽燥而不欲饮。

【兼次症及舌脉】　胃脘灼热不适,嗳气,恶心,大便秘结,舌红少苔,脉沉细数。

【病机要点】　胃阴亏损,胃失润降,气滞于中则胃脘痞闷。虚气上逆则嗳气、恶心。阴虚则生热,虚热扰胃故嘈杂、灼热。津亏胃燥则似饥不欲食。津不上乘则口干咽燥,津不下濡,故肠燥大便秘结。

【治法】　养阴益胃。

【主方】　益胃汤。

第三节　呕吐

一、概念

1.主症:以饮食、痰涎等胃内之物从胃中上涌,自口而出为临床特征。

2.有物有声谓之呕,有物无声谓之吐,无物有声谓之干呕。

3.病机要点:胃失和降,胃气上逆。

二、病因病机

呕吐的病因是多方面的,内因有饮食不节,情志失调,病后体虚,外因有外邪犯胃。且常相互影响,兼杂致病,临床应辨证求因。

1.外邪犯胃　感受风寒暑湿之邪,或秽浊之气,邪犯胃腑,气机不利,胃失和降,水谷随逆气上出,发生呕吐。

2.饮食不节　暴饮暴食,或过食生冷油腻不洁之物,皆可伤胃滞脾,食滞内停,胃失和降,胃气上逆,发生呕吐。

3.情志失调　恼怒伤肝,肝失调达,横逆犯胃,胃失和降,胃气上逆;或忧思伤脾,脾失健运,食停难化。胃失和降,亦致呕吐。

4.脾胃虚弱　素体脾胃虚弱,病后体虚,劳倦过度,耗伤中气,胃虚不能受纳水谷,脾虚不能化生精微,停积胃中,上逆成呕。脾阳不振,寒浊内生,气逆而呕;热病伤阴,或久呕不愈,以致胃阴不足,胃失濡养,不得润降,而成呕吐。

三、诊断

1.具有饮食、痰涎、水液等胃内之物从胃中上涌,自口而出的临床特征。也有干呕无物者。

2.常伴有脘腹不适,恶心纳呆,泛酸嘈杂等胃失和降之症。初起呕吐量多,吐出物多有酸腐气味,久病呕吐时作时止,吐出物不多,酸臭气味不甚。

3.本病常有饮食不节,过食生冷,恼怒气郁,或久病不愈等病史。

四、鉴别诊断

呕吐须与反胃、噎膈相鉴别

表 3-3　呕吐与反胃鉴别表

	呕吐	反胃
病机	胃失和降,胃气上逆	脾胃虚寒,胃中无火
症状特点	呕吐与进食无明确的时间关系,吐出物多为当日之食,呕吐量有大有小,食后或吐前胃脘并非一定胀满	食停胃中,经久复出,朝食暮吐,暮食朝吐,宿谷不化,食后或吐前胃脘胀满,吐后转舒,呕吐与进食时间相距较长,吐出量一般较多

表 3-4　呕吐与噎膈鉴别表

	呕吐	噎膈
病位	胃	食管、贲门
病机	胃失和降,胃气上逆	食管、贲门狭窄,贲门不纳

续表

	呕吐	噎膈
症状特点	进食顺利,食已入胃,呕吐与进食无明确的时间关系,呕吐量有大有小,可伴胃脘疼痛	饮食咽下过程中梗塞不顺,初起并无呕吐,后期格拒时出现呕吐,系饮食不下或食入即吐,呕吐与进食时间关系密切
伴随症状	可伴胃脘疼痛	因食停食管,并未入胃,故吐出量较小,多伴胸膈疼痛
病程及预后	大多病情较轻,病程较短,预后尚好	病情较重,病程较长,治疗困难,预后不良

五、辨证论治

(一)辨证要点

1.辨呕吐的虚实

2.辨呕吐物

(二)治则治法

1.呕吐治疗原则为和胃降逆止呕。

2.应分虚实辨证论治,实者重在祛邪,分别施以解表、消食、化痰、理气之法,辅以和胃降逆之品以求邪去胃安呕止之效。

3.虚者重在扶正,分别施以益气、温阳、养阴之法,辅以降逆止呕之药,以求正复胃和呕止之功。

4.虚实并见者,则予攻补兼施。

(三)分证论治

1.实证

(1)外邪犯胃

【主症】 呕吐食物,吐出有力,突然发生,起病较急,伴有恶寒发热。

【兼次症及舌脉】 胸脘满闷,不思饮食,舌苔白,脉濡缓。

【病机要点】　邪犯胃腑,气机不利。

【治法】　疏邪解表,和胃降逆。

【主方】　藿香正气散。

(2)饮食停滞

【主症】　呕吐物酸腐,脘腹胀满拒按,嗳气厌食,得食更甚,吐后反快。

【兼次症及舌脉】　便或溏或结,气味臭秽,苔厚腻,脉滑实。

【病机要点】　食滞内停,胃气上逆。

【治法】　消食化滞,和胃降逆。

【主方】　保和丸。

(3)痰饮内停

【主症】　呕吐物多为清水痰涎,胸脘满闷,不思饮食。

【兼次症及舌脉】　头眩心悸,或呕而肠鸣,苔白腻,脉滑。

【病机要点】　痰饮停胃,胃气不降。

【治法】　温化痰饮,和胃降逆。

【主方】　小半夏汤合苓桂术甘汤。

(4)肝气犯胃

【主症】　呕吐吞酸,嗳气频作,胸胁胀满,烦闷不舒,每因情志不遂而呕吐吞酸更甚。

【兼次症及舌脉】　舌边红,苔薄白,脉弦。

【病机要点】　肝气不舒,横逆犯胃。

【治法】　疏肝理气,和胃止呕。

【主方】　四逆散合半夏厚朴汤。

2.虚证

(1)脾胃虚弱

【主症】　饮食稍有不慎,或稍有劳倦,即易呕吐,时作时止。

【兼次症及舌脉】　胃纳不佳,脘腹痞闷,口淡不渴,面白少华,倦怠乏力,舌质淡,苔薄白,脉濡弱。

【病机要点】　中阳不振,运化不能。

【治法】　益气健脾,和胃降逆。

【主方】　香砂六君子汤。

(2)胃阴不足

【主症】　呕吐反复发作,但呕吐量不多,或仅吐唾涎沫,时作干呕。

【兼次症及舌脉】　胃中嘈杂,似饥而不欲食,舌红少津,脉细数。

【病机要点】　胃失濡养,气失和降。

【治法】　滋养胃阴,和胃降逆。

【主方】　麦门冬汤。

第四节　呃逆

一、概念

1.主症　以喉间呃呃连声、声短而频,不能自制为主要表现。

2.病机要点　胃气上逆动膈所致。

二、病因病机

1.寒气犯胃　外感寒邪,或过食生冷,或过服寒凉药物,寒气蕴结中焦,损伤胃阳,胃失和降,气逆动膈,上冲于喉,发出呃呃之声,不能自制。

2.饮食不节　过食辛热煎炒、醇酒厚味,或过用温补之剂,燥热内生,阳明腑实,气机不畅,反作上逆,发为呃逆。

3.情志不和　恼怒伤肝,气机不利,以致肝气郁滞,横逆犯胃,胃失和降,气逆动膈;或因肝气郁结,不能助脾运化,聚湿生痰;或因忧思伤脾,脾失健运,滋生痰湿;或因气郁化火,灼津成痰;或素有痰饮内停,复因恼怒,皆可致逆气夹痰浊上逆动膈而发生呃逆。

4.脾胃阳虚　素体不足,年高体弱,脾胃日衰;或久泻久痢、大病之后;或劳倦太过,耗伤中气;或虚损误攻,中阳受损,皆可致胃阳亏虚,胃气衰败,清气不升,浊气不降,气逆动膈而发生呃逆。

5.胃阴不足　热病耗伤胃阴,或汗吐下太过,损伤胃阴,则致胃中津液不足,虚火内生,胃失和降,虚火夹胃气上逆动膈而成呃逆。

三、诊断

1.以气逆上冲、喉间呃呃连声、声短而频、令人不能自制为主症,间歇时间不定。

2.常伴有胸脘膈间不舒、嘈杂灼热、腹胀嗳气等症。

3.多有受凉、饮食、情志等诱发因素。

四、鉴别诊断

呃逆须与嗳气相鉴别

表 3-5　呃逆与嗳气鉴别表

	呃逆	嗳气
病机要点	胃失和降,气逆动膈	胃气上逆
主症	气逆上冲喉间,呃呃连声,声短而速	声音沉缓而长,多伴酸腐气味
治则	理气和胃,降逆平呃	理气和胃降逆

五、辨证论治

(一)辨证要点

辨虚实寒热

表 3-6　寒热虚实表辨别表

	寒	热	虚	实
症状特点	呃声沉缓	呃声高亢而短	呃声时断时续,低长无力	呃声响亮有力,连续发作

续表

	寒	热	虚	实
兼症	面青肢冷,大便稀溏	面红肢热,烦渴便结	年高体弱,少气懒言,腰膝无力	年轻体壮,面红气粗

（二）治则治法

1.呃逆由胃气上逆动膈而成,故理气和胃、降逆平呃为基本治法。所谓平呃,即为调理膈间气机上逆之势。

2.在此基础上,根据辨证的寒热虚实,分别施以祛寒、清热、补虚、泻实之法。

3.对于危重病证中出现的呃逆,急当救护胃气。

（三）分证论治

1.胃寒气逆

【主症】　呃逆频作,呃声沉缓有力,遇寒愈甚。

【兼次症及舌脉】　其呃得热则减,恶食冷饮,喜饮热汤;或膈中及胃脘不舒,口淡不渴,甚者面青肢冷;或有过食生冷、寒凉史,或于受寒后发病,舌质淡,苔白或白滑,脉迟缓或沉缓。

【病机要点】　寒邪阻遏,胃气上逆动膈。

【治法】　温中散寒,降逆止呃。

【主方】　丁香散。

2.胃火上逆

【主症】　呃声洪亮,冲逆而出。

【兼次症及舌脉】　口臭烦渴,喜冷饮,大便秘结,小便短赤,舌质红,苔黄或黄燥,脉数或滑数。

【病机要点】　阳明热盛,胃火上冲。

【治法】　清热和胃,降逆止呃。

【主方】　竹叶石膏汤。

3.气滞痰阻

【主症】　呃逆连声,胸胁胀满。

【兼次症及舌脉】　或肠鸣矢气;或呼吸不利;或恶心嗳气,或头目昏眩,脘闷食少;或见形体肥胖,平时多痰,舌苔薄腻,脉弦而滑。

【病机要点】　气滞痰阻,胃气上冲动膈。

【治法】　理气化痰,降逆止呃。

【主方】　旋覆代赭汤。

4.脾胃阳虚

【主症】　呃声低沉无力,气不得续。

【兼次症及舌脉】　面色苍白,手足欠温,食少乏力,泛吐清水,或见腰膝无力,便溏久泻,舌质淡或淡胖,边有齿痕,苔白润,脉沉细弱。

【病机要点】　脾胃阳虚,虚气上逆。

【治法】　温补脾胃,和中降逆。

【主方】　理中丸加丁香、白豆蔻等。

5.胃阴不足

【主症】　呃声短促,口干咽燥。

【兼次症及舌脉】　烦渴少饮,不思饮食,或食后饱胀,大便干燥,舌质红而干,或有裂纹,舌苔少而干,脉沉细或细数。

【病机要点】　胃阴不足,胃失濡养,气机不得顺降。

【治法】　益胃养阴,顺气止呃。

【主方】　益胃汤。

第五节　腹痛

一、概念

1.主症　以胃脘以下、耻骨毛际以上的部位发生疼痛为主症。

2.病机要点　腹中脏腑气机阻滞,气血运行不畅,经脉痹阻,"不通则痛";或脏腑经脉失养,不荣而痛。

3.病理因素　寒凝、火郁、食积、气滞、血瘀。

二、病因病机

腹痛发生的常见内因为饮食不节、情志失调、素体阳虚,外因为外感时邪。

1.外感时邪　六淫外邪,侵入腹中,可引起腹痛。伤于风寒,则寒凝气滞,导致脏腑经脉气机阻滞,不通则痛。若伤于暑热,外感湿热,或寒邪不解,郁久化热,热结于肠,腑气不通,气机阻滞,也可发为腹痛。

2.饮食所伤　饮食不节,暴饮暴食,损伤脾胃,饮食停滞;恣食肥甘厚腻辛辣,酿生湿热,蕴蓄肠胃;误食馊腐,饮食不洁,或过食生冷,致寒湿内停等,均可损伤脾胃,腑气通降不利,气机阻滞,而发生腹痛。

3.情志失调　抑郁恼怒,肝失条达,气机不畅;或忧思伤脾,或肝郁克脾,肝脾不和,气机不利,均可引起脏腑经络气血郁滞,引起腹痛。

4.瘀血内阻　跌仆损伤,络脉瘀阻;或腹部手术,血络受损;或气滞日久,血行不畅;或腹部脏腑经络疾病迁延不愈,久病入络,皆可导致瘀血内阻,而成腹痛。

5.阳气虚弱　素体脾阳不足,或过服寒凉,损伤脾阳,内寒自生,渐至脾阳虚衰,气血不足,或肾阳素虚,或久病伤及肾阳,而致肾阳虚衰,均可致脏腑经络失养,阴寒内生,寒阻气滞而生腹痛。

三、诊断

1.以胃脘以下,耻骨毛际以上部位的疼痛为主要表现,腹壁按之柔软,可有压痛,但无肌紧张及反跳痛。

2.常伴有腹胀、矢气,以及饮食、大便的异常等脾胃症状。

3.起病多缓慢,腹痛的发作和加重常与饮食、情志、受凉、劳累等诱因有关。

四、鉴别诊断

1.腹痛须与胃痛相鉴别

表 3-7　腹痛与胃痛鉴别表

	腹痛	胃痛
部位	胃脘以下,耻骨毛际以上的部位,位置相对较低	上腹胃脘部,位置相对较高
伴随症状	常伴有腹胀,矢气,大便性状改变等腹部症状	常伴脘闷,嗳气,泛酸等胃失和降,胃气上逆之症
相关检查	相关部位的 X 线检查、纤维胃镜或肠镜检查、B 超检查等有助于鉴别诊断	

2.腹痛须与其他内科疾病中的腹痛症状相鉴别

表 3-8　腹痛与其他内科疾病中的腹痛症状鉴别表

	腹痛	痢疾	积聚
共同特征	可以腹痛为首发症状		
鉴别特征	以腹痛为特征	以里急后重,下痢赤白脓血为特征	以腹中有包块为特征

3.腹痛与外科腹痛、妇科腹痛相鉴别

表 3-9　腹痛与外科腹痛,妇科腹痛鉴别表

	内科腹痛	外科腹痛	妇科腹痛
主要特征	先发热后腹痛,疼痛不剧,压痛不明显,痛无定处,腹部柔软	先腹痛后发热,其热势逐渐加重,疼痛剧烈,痛处固定,压痛明显,伴有腹肌紧张和反跳痛	腹痛多在小腹,与经、带、胎、产有关,伴有诸如痛经、流产、异位妊娠、输卵管破裂等经、带、胎、产的异常应及时进行妇科检查,以明确鉴别诊断
相关检查	血象多无明显升高,经内科正确治疗,病情可逐渐得到控制	血象常明显升高,经内科正确治疗,病情不能缓解,甚至逐渐加重	

五、辨证论治

（一）辨证要点

1.辨腹痛性质

2.辨腹痛部位

（二）治则治法

1.腹痛的治疗以"通"为大法,进行辨证论治:实则泻之,虚则补之,热者寒之,寒者热之,滞者通之,瘀者散之。腹痛以"通"为治疗大法,是依据痛则不通,通则不痛的病理生理而制定的。

2.肠腑以通为顺,以降为和,肠腑病变而用通利,因势利导,使邪有出路,腑气得通,腹痛自止。但通常所说的治疗腹痛的通法,属广义的"通",并非单指攻下通利,而是在辨明寒热虚实而辨证用药的基础上适当辅以理气、活血、通阳等疏导之法,标本兼治。

（三）分证论治

1.寒邪内阻

【主症】　腹痛急起,剧烈拘急,得温痛减,遇寒尤甚。

【兼次症及舌脉】　恶寒身蜷,手足不温,口淡不渴,小便清长,大便清稀或秘结,苔薄白,脉沉紧。

【病机要点】　寒邪凝滞,中阳被遏,脉络痹阻。

【治法】　温里散寒,理气止痛。

【主方】　良附丸合正气天香散。

2.湿热积滞

【主症】　腹部胀痛,痞满拒按,得热痛增,遇冷则减。

【兼次症及舌脉】　胸闷不舒,烦渴喜冷饮,大便秘结,或溏滞不爽,身热自汗,小便短赤,苔黄燥或黄腻,脉滑数。

【病机要点】　湿热内结,气机壅滞,腑气不通。

【治法】　通腑泄热,行气导滞。

【主方】　大承气汤。

3.饮食停滞

【主症】　腹胀痛,疼痛拒按,嗳腐吞酸,厌食,痛而欲泻,泻后痛减。

【兼次症及舌脉】　粪便奇臭,或大便秘结,舌苔厚腻,脉滑。

【病机要点】　食滞内停,运化失司,胃肠不和。

【治法】　消食导滞,理气止痛。

【主方】　枳实导滞丸。

4.气机郁滞

【主症】　脘腹疼痛,胀满不舒,痛引两胁,时聚时散,攻窜不定。

【兼次症及舌脉】　得嗳气矢气则舒,遇忧思恼怒则剧,苔薄白,脉弦。

【病机要点】　肝气郁结,气机不畅,疏泄失司。

【治法】　疏肝解郁,理气止痛。

【主方】　柴胡疏肝散。

5.瘀血阻滞

【主症】　腹痛如锥如刺,痛势较剧,腹内或有结块,痛处固定而拒按,经久不愈。

【兼次症及舌脉】　舌质紫暗或有瘀斑,脉细涩。

【病机要点】　瘀血内停,气机阻滞,脉络不通。

【治法】　舌质紫暗或有瘀斑,脉细涩。

【主方】　少腹逐瘀汤。

6.中虚脏寒

【主症】　腹痛绵绵,时作时止,痛时喜按,喜热恶冷,得温则舒。

【兼次症及舌脉】　饥饿劳累后加重,得食或休息后减轻,神疲乏力,气短懒言,形寒肢冷,胃纳不佳,大便溏薄,面色不华,舌质淡,苔薄白,脉沉细。

【病机要点】　中阳不振,气血不足,失于温养。

【治法】　温中补虚,缓急止痛。

【主方】　小建中汤。

第六节　腹泻

腹泻是指排便次数增加及大便稀薄或带脓血而言。根据症状可分为急性腹泻和慢性腹泻。

一、疾病诊断

急性腹泻其表现是排便次数增多,并呈不同程度的稀便,往往伴有肠痉挛而腹痛,病程在两个月之内,其发病原因大致归纳为三大类疾病:①急性肠道疾病;②急性中毒;③全身性疾病。其中以急性肠道感染、中毒以及过敏性因素等为常见。腹泻持续或反复超过两个月,称为慢性腹泄。可由于慢性消化系疾病、消化系以外的慢性疾病以及其他原因而引起。

1.急性胃肠炎　饮食不当,暴饮暴食,食入不洁食物或腐败水果,引起急性胃肠炎。起病急骤,大便似水样,往往伴有呕吐,有的可伴有发热、恶寒,但热度一般不甚高,伴腹痛。

2.急性中毒　包括植物类、动物类和化学类急性中毒,有误食或食用有毒物品病史,有严重的腹泻、呕吐。同食者亦有相同症状。

3.急性痢疾　多发于夏、秋季节,病者常以畏寒、发热和不适感急骤起病,腹痛、腹泻,排便每天十余次至数十次,里急后重明显。重症者有恶心、呕吐与脱水。病初大便呈水样,以后排出脓血样便,量少、黏稠,鲜红色或粉红色。镜检可见大量红、白细胞与巨噬细胞。

4.过敏性肠炎　某些健康者,当进食一般人能耐受的食物之后,引起急性胃肠症状,腹泻、腹痛,呕吐,大便可似水状,气体很多,常伴有荨麻疹、偏头痛、血管神经性水肿等。常见导致过敏的食物有虾、蟹、鱼、乳、蛋类等。

5.其他急性传染病　除急性菌痢外,其他如霍乱、副霍乱、伤寒、副伤寒、败血症等,在不同的发病阶段,可出现程度不同的腹泻。

6.消化不良　多见于小儿与老年人,一般与肠道菌群失调有关。包括碳水化合物、蛋白质和脂肪异常分解,大便呈水样或糊状,伴有肠鸣、腹胀、排气增多,或大便溏薄而臭秽。大便培养发现有过剩菌显著繁殖。

7.慢性菌痢　病者可有急性菌痢病史,长期或反复发作腹泻、腹痛、腹胀,或腹泻与便秘交替出现,大便间歇或经常地带有黏液或脓血。可因某种原因(如受凉、饮食不当)的激惹而急性发作,腹泻加重、腹痛、里急后重、便脓血,可伴发热,此时,与急性菌痢相似。大便常规检查、细菌培养或结肠镜检查可帮助确诊。

8.局限性肠炎　又称克隆氏病。腹泻,大便中无肉眼可见的黏液与脓血,也不伴有里急后重。常有间歇性低热、腹痛(常位于右下腹)、体重逐渐减轻与中等度继发性贫血等。X线检查可帮助确诊。

9.慢性结肠炎　腹泻反复发作,经久不愈,轻者每天 3～5 次,重者达十余次,多伴里急后重。约半数病人腹泻与便秘交替出现,表现为症状发作与缓解,受凉与饮食失调常为发作的诱因,发作期大便呈水样或糊样,混有黏液、脓性黏液或脓血样成分。其他症状如发热、食欲减退、消瘦、腹胀、腹痛、关节痛等也常出现。约 1/3 病例有血便,偶见大量出血,多有中等度贫血。X线钡剂灌肠造影与结肠纤维镜检查有重要诊断价值。

10.慢性阿米巴痢疾　腹泻,大便色暗红,有如果酱,如含有溃烂腐败的组织,大便常有特别的恶臭。症状迁延不愈,常有五更泄泻、腹胀、纳差、消瘦、衰弱等症状。粪便检查可找到阿米巴滋养体或囊包。

11.胃源性慢性腹泻　各种胃病如萎缩性胃炎、胃癌、恶性贫血、胃切除术后等,导致胃酸缺乏,不能充分消化食物。主要表现为腐败性消化不良。大便每日多次,多在晨起或餐后,一般无肠绞痛,大便呈深褐色而带泡沫,糊状便多于水样便,具有刺鼻的恶臭,矢气较少,但有恶臭。有时病者嗳出臭蛋样气味。限制肉类和蛋白类食物,可使腐败性消化不良缓解。稀盐酸或胃蛋白酶合剂有较好疗效。

另外,肠癌、慢性胰腺炎、胰腺癌、肝病、胆道疾病均可引起慢性腹泻。

12.全身性疾病　甲状腺功能亢进症、糖尿病、尿毒证、慢性肾上腺皮质功能减退症、药物性和放射性肠炎以及结肠过敏、神经官能症等均可引起腹泻,临证诊断必须慎重。

二、辨证治疗

中医内科学将腹泻分痢疾与泄泻。大便次数增多,腹部疼痛,里急后重,下利赤白脓血者为痢疾;大便次数增多,粪质溏薄或完谷不化,甚至泻出如水样为泄泻。

古人将大便溏薄势缓者称为泄,大便如水样势急者称为泻。痢疾在《内经》中称为肠澼、赤沃、大瘕泄等,东晋时葛洪始称作痢。泄泻《内经》中又有鹜溏、飧泄、濡泄、洞泄等名称。汉代张仲景将痢疾与泄泻统称为下利。

中医学中的痢疾、泄泻与西医学中的细菌性痢疾、腹泻不能对应,但以上两者均以腹泻为主证。病人来诊常以拉肚子(腹泻)为主诉,故均按腹泻来辨证治疗。

1.湿热蕴肠　腹泻腹痛,泻下急迫,或泻而不爽,粪色黄褐色,气味臭秽,或下痢赤白脓血,肛门灼热,里急后重。身热心烦,口干口渴,小便黄赤,苔黄腻,脉滑数。病初可兼发热恶寒、头痛、脉浮数等表证。治则:清热燥湿止泻。芍药汤为主方:白芍15克,黄连、黄芩、大黄、槟榔、木香、当归、肉桂各10克,甘草6克。水煎服。可加银花30克,公英15克。兼表证者可用葛根芩连汤:葛根、黄芩、黄连各12克,甘草6克。水煎服。

此型多见于急性肠炎、菌痢等。

2.疫毒感染　发热急骤,壮热口渴,头痛烦躁,下利脓血,色紫红或呈血水状,便次频频,里急后重,腹痛剧烈,伴恶心呕吐,舌红绛,苔黄燥,脉滑数,严重者可见昏迷痉厥。此型多见于中毒性菌痢、霍乱、副霍乱等。治则:清热解毒,辟秽泄浊。白头翁汤合芍药汤为主方:白头翁20克,黄连、黄柏、秦皮各10克,芍药15克,大黄、槟榔各10克,当归12克,肉桂、木香、甘草各6克。水煎服,可加白蔻仁、厚朴、半夏、淡豆豉各10克以泄湿浊。高热神昏谵语者,可合用犀角地黄汤,另服紫雪丹或至宝丹2~3克;痉厥抽搐动风者,加羚羊角粉1克,石决明、钩藤各30克;暴泻致脱者,应急服参附汤或参附龙牡汤;如下痢不能进食或呕不能食者,为噤口痢,此时病情较重,应积极配合静脉输液及抗生素治疗。如服用中药可用开噤散:人参、黄连、陈皮、冬瓜子、石菖蒲各10克,丹参6克,石莲子12克,陈米20克,茯苓、荷叶蒂各15克。水煎分多次徐徐咽下。

3.寒湿困脾　腹泻大便清稀,甚如水样,肠鸣腹痛,脘闷食少。苔白腻,脉濡缓。初起可见发热、恶寒、肢体酸楚疼痛之表证。此型多见于急性肠胃炎、食物中毒等。治则:散寒除湿,醒脾止泻。胃苓汤加减:苍术、厚朴、陈皮各10克,甘草、生姜各6克,大枣10枚,白术12克,茯苓15克,泽泻、桂枝、猪苓各10克。水煎服。可加扁豆、白蔻仁各10克。如兼表证,可用藿香正气散加减。

4.伤食泄泻　腹泻腹痛,肠鸣,大便臭如败卵,泻后痛减,脘腹胀满,食后脘闷不舒,嗳腐酸臭,不思饮食,苔垢浊或厚腻,脉滑。此型多见于食物中毒、消化不良、胃源性腹泻等。治则:消食导滞,健胃止泻。保和丸为主方:莱菔子15克,茯苓20克,焦山楂、神曲、麦芽、半夏、陈皮、连翘各10克。水煎服。宿食积滞,脘腹胀满者可用枳实导滞丸:大黄、枳实、黄芩、黄连、白术、泽泻各10克,茯苓15克,神曲12克。水煎服。食肉类腹泻者,加重山楂用量;食蛋类腹泻者,加重陈皮、莱菔子用量;伤面食者,重用谷芽、麦芽、神曲;伤酒者加葛根、枳棋子等。

5.脾气虚弱　大便时溏时泻,迁延日久,完谷不化或带白冻,甚则滑脱不禁,或腹部隐痛,饮食减少,食后脘闷不舒,稍进油腻食物,则大便次数明显增加,神疲乏力,面色萎黄,舌淡苔白,脉细弱。此型多见于各种病因引起的慢性腹泻。治则:健脾益气,渗湿止泻。参苓白术散为主方:茯苓 20 克,白术、山药各 12 克,薏苡仁 30 克,人参、莲子肉、砂仁、陈皮、白扁豆各 10 克,甘草、桔梗各 6 克。水煎服。若久泻不愈,伴脱肛、四肢发凉,为脾胃虚寒中气下陷,可用理中汤合补中益气汤。可加赤石脂、诃子肉、罂粟壳等。

6.肾气亏虚　腹泻,滑脱不禁,完谷不化,多在黎明之前脐腹作痛,肠鸣即泻,泻后则安(名五更泻、鸡鸣泻),伴腰酸怕冷,形体消瘦,四肢不温,或大便稀薄,带有白冻,舌淡苔白,脉沉细。此型多见于久治不愈的慢性腹泻。治则:补肾益气,健脾止泻。四神丸加味:补骨脂 15 克,肉豆蔻、吴茱萸、五味子各 10 克,生姜 6 克,大枣 10 枚。加黄芪、党参各 15 克,茯苓 20 克,白术 10 克。水煎服。

7.肝气乘脾　腹痛腹泻,阵发性发作,平时多有胸胁胀满,嗳气食少,每因精神抑郁恼怒或情绪紧张而诱发,舌淡苔白,脉弦。此型多见于结肠过敏或神经官能性腹泻。治则:疏肝理气,健脾止泻。四逆散合四君子汤加减:柴胡、白芍各 10 克,枳壳、甘草各 6 克。加党参 20 克,白术 12 克,茯苓 30 克。水煎服。注意此证疏肝药要少用,重在健脾。证轻者可用痛泻要方加减:白术、白芍各 12 克,陈皮、防风各 6 克。水煎服。

8.饮滞肠胃　腹泻肠鸣,便泻清水,或大便呈泡沫状,泛吐清水,腹胀满,尿少,形体消瘦,或伴腹水,或遍体水肿,脉象濡滑,舌质淡,苔白滑。此型多见于一些慢性疾病过程中,水液代谢失常所致。治则:健脾利湿止泻。苓桂术甘汤加味:茯苓 30 克,桂枝 10 克,白术 12 克,甘草 6 克。加黄芪、党参各 20 克,车前子 30 克(包)。水煎服。此时病多虚实夹杂,故治疗以温阳健脾利尿为大法,利小便而实大便。临床上肺心病水肿、肝硬化腹水病人见腹泻,病情多重笃,要注意。

9.肠络瘀阻　腹泻日久不愈,泻后有不尽之感,腹部疼痛,刺痛或隐痛,痛有定处,按之痛甚,面色晦滞,形体消瘦,舌边有瘀斑或舌质暗红,口干不欲多饮,脉弦细涩。此型多见于肠道肿瘤、局限性肠炎(克隆氏病)、肠结核等。治则:活血化瘀通络。少腹逐瘀汤为主方:川芎、赤芍、当归各 12 克,五灵脂、没药各 6 克,蒲黄、小茴香、干姜、肉桂、元胡各 10 克。水煎服。

治疗腹泻除以上辨证分型治疗外,还有如下治法。单验方:①乌梅煎汤,代茶饮;②焦山楂研末,红糖水冲服;③大蒜捣烂贴脐,治虚寒泄泻;④吴茱萸 3g,食醋 5ml,将吴茱萸研末,与食醋搅匀成糊状,将药糊摊匀并包裹于两层洁净纱布内,敷于肚脐,用胶布或腹带固定,每 12 小时换药一次。本方具有温里散寒,帮助消化,止痛,调节胃肠功能的作用,尤其对因受凉或饮食所伤而导致的腹痛、腹泻疗效较佳。针刺:上巨虚(双)、天枢(双)、足三里(双)治急性腹泻。艾灸:上脘,天枢、关元、足三里(双)适用于慢性腹泻。拔火罐(在肚脐窝处),治虚寒性腹泻。此外,要注意调理饮食。

第七节　痢疾

一、概念

1.主症　以腹痛,里急后重,痢下赤白脓血为主症。

2.病机要点　邪客肠腑,与气血搏结,化腐成脓所致。

二、病因病机

痢疾的病因有外感湿热疫毒之气,内伤饮食等方面。其病机为邪蕴肠腑,气血壅滞,传导失司,脂络受伤而成痢。素体阳盛者,易感受湿热,或湿从热化;素体阳虚者,易感受寒湿,或湿从寒化。而休息痢或久痢者尚可由于情志刺激而加重或诱发。

1.外感时疫邪毒　夏秋季节,湿热疫毒易于滋生。疫毒之邪,侵及肠胃,内窜营血,热毒迫血妄行,损伤脂膜、肠络,可致急重之疫毒痢;湿热内侵肠胃,湿热郁蒸,气血与之搏结于肠之脂膜,化为脓血而成湿热痢;素体阳虚之人,感受寒湿,或湿从寒化,寒湿伤及肠胃,大肠气机阻滞,气滞血瘀,发为寒湿痢。

2.内伤饮食　平素嗜食肥甘厚味,或误食馊腐不洁之物,酿生湿热,或夏月恣食生冷瓜果,损伤脾阳,中阳受困,湿热或寒湿、食积之邪内蕴,肠中气机壅阻,气滞血瘀,气血与邪气搏结于肠之脂膜,化为脓血,而致痢疾。

痢疾病因虽有外感时邪与内伤饮食之分,但两者常互相影响,往往内外交感而发病。

三、诊断

1.以腹痛,里急后重,痢下赤白脓血为主症。

2.急性痢疾起病急骤,可伴有恶寒发热;慢性痢疾则反复发作,迁延不愈。

3.常见于夏秋季节,多有饮食不洁史,具有传染性或无传染性。

四、鉴别诊断

痢疾须与泄泻相鉴别

表 3-10　**痢疾与泄泻鉴别表**

		泄泻	痢疾
相同点	多发季节	夏秋之季	
	病因	外感时邪,饮食所伤	
	症状	排便次数增多	
不同点	症状	粪便清稀如水或完谷不化,无脓血、腹痛、肠鸣并见,泻后痛减	大便脓血,腹痛,里急后重,便后痛不减

五、辨证论治

(一)辨证要点

1.辨虚实

2.辨寒热

（二）治则治法

1.痢疾的治疗应根据病证的寒热虚实确定治疗原则。热痢清之，寒痢温之，寒热错杂者，清温并举。初痢实则通之，久痢虚则补之，虚实夹杂者，通涩兼施。

2.调气和血：痢疾不论虚实，肠中多有积滞，气血失于调畅。因此，调气导滞、和血行血为治痢的基本方法。赤多重用血药，白多重用气药。

3.顾护胃气。治痢全程应当顾护胃气。

4.治痢禁忌：忌过早补涩，忌峻下攻伐，忌分利小便，以免留邪或伤正气。

（三）分证论治

1.湿热痢

【主症】　下痢赤白脓血，赤多白少，或纯下赤冻，腹痛，里急后重。

【兼次症及舌脉】　肛门灼热，小便短赤，或发热恶寒，头痛身楚，口渴。舌质红，苔黄腻，脉滑数，或浮数。

【病机要点】　湿热壅滞，气血凝滞，肠络受损，传导失司。

【治法】　清热化湿解毒，调气行血导滞。

【主方】　芍药汤。

2.疫毒痢

【主症】　壮热，痢下鲜紫脓血，腹痛剧烈，里急后重明显。

【兼次症及舌脉】　口渴，头痛烦躁，或神昏谵语，或痉厥抽搐，或面色苍白，汗冷肢厥。舌质红绛，苔黄燥，或苔黑滑润，脉滑数，或脉微欲绝。

【病机要点】　疫毒之邪，壅滞肠中，热迫营血，蒙蔽清窍。

【治法】　清热解毒，凉血止痢。

【主方】　白头翁汤。

3.寒湿痢

【主症】　痢下赤白黏冻，白多赤少，或纯为白冻，腹痛，里急后重。

【兼次症及舌脉】　脘闷,头身困重,口淡,饮食乏味,舌质淡,苔白腻,脉濡缓。

【病机要点】　寒湿滞留肠道,气机阻滞,传导失司。

【治法】　温化寒湿,调和气血。

【主方】　胃苓汤。

4.阴虚痢

【主症】　下痢赤白黏冻,或下鲜血黏稠,或大便干结,带有脓血。

【兼次症及舌脉】　脐腹灼痛,虚坐努责,心烦,口干口渴,舌质红少津,苔少或无苔,脉细数。

【病机要点】　久痢伤阴,湿热未尽。

【治法】　养阴和营,清肠止痢。

【主方】　驻车丸。

5.虚寒痢

【主症】　下痢稀薄,带有白冻,甚则滑脱不禁。

【兼次症及舌脉】　腹部隐痛,排便不爽,食少神疲,四肢不温,腰酸怕冷,或脱肛,舌质淡,苔白滑,脉沉细而弱。

【病机要点】　下痢日久,脾肾阳虚,关门不固。

【治法】　温补脾肾,收涩固脱。

【主方】　桃花汤合真人养脏汤。

6.休息痢

休息痢以时作时止,反复发作为辨证重点,临床分为发作期及缓解期。

发作期

【主症】　腹痛,里急后重,大便夹有脓血。

【兼次症及舌脉】　倦怠怯冷,嗜卧,食少,舌质淡,苔腻,脉濡软或虚数。

【病机要点】　正虚邪恋,脾阳不振,邪滞肠腑。

【治法】　温中清肠,调气化滞。

【主方】　连理汤。

缓解期

（1）脾虚湿滞

【主症】　大便溏薄或夹有少量黏液。

【兼次症及舌脉】　腹胀食少，肢体倦怠，神疲乏力，少气懒言，面色萎黄，或脱肛，舌质淡，苔白或腻，脉缓弱。

【病机要点】　久痢损伤脾胃，脾气虚弱，健运失职。

【治法】　健脾益气，化湿止泻。

【主方】　参苓白术散。

（2）脾阳虚衰

【主症】　腹痛绵绵，喜按喜温，大便稀溏，夹有少许黏液白冻。

【兼次症及舌脉】　形寒气怯，四肢不温，纳少，面色不华，口淡不渴，或肢体浮肿，舌质淡胖或有齿痕，苔白滑，脉沉迟无力。

【病机要点】　久痢伤脾，脾阳虚衰，寒凝气滞。

【治法】　温阳散寒，益气健脾。

【主方】　附子理中汤。

（3）寒热错杂

【主症】　腹痛绵绵，下痢稀溏，时夹少量黏冻。

【兼次症及舌脉】　胃脘灼热，烦渴，或烧心泛酸，四肢不温，舌质淡红，苔黄腻，脉沉缓。

【病机要点】　久痢伤及厥阴，寒热错杂，本虚标实。

【治法】　温中补虚，清热化湿。

【主方】　乌梅丸。

（4）瘀血内阻

【主症】　腹部刺痛，拒按，下痢色黑。

【兼次症及舌脉】　腹部刺痛固定不移，常在夜间加重，面色晦暗，或腹部结块，推之不移，舌质紫暗或有瘀斑，脉细涩。

【病机要点】　久痢不愈，久病入络。

【治法】　活血祛瘀，行气止痛。

【主方】　少腹逐瘀汤。

第八节　便秘

一、概念

1.主症　以大便排出困难，排便时间或排便间隔时间延长为临床特征。

2.病机要点　邪滞大肠，腑气闭塞不通或肠失温润，推动无力，导致大肠传导功能失常。

二、病因病机

便秘的病因主要有外感寒热之邪，内伤饮食情志，病后体虚，阴阳气血不足等。本病病位在大肠，并与脾、胃、肺、肝、肾密切相关。

1.肠胃积热　素体阳盛，或热病之后，余热留恋，或肺热肺燥，下移大肠，或过食醇酒厚味，或过食辛辣，或过服热药，均可致肠胃积热，耗伤津液，肠道干涩失润，粪质干燥，难于排出，形成"热秘"。

2.气机郁滞　忧愁思虑，脾伤气结；或抑郁恼怒，肝郁气滞；或久坐少动，气机不利，均可导致腑气郁滞，通降失常，传导失职，糟粕内停，不得下行，或欲便不出，或出而不畅，或大便干结而成"气秘"。

3.阴寒积滞　恣食生冷，凝滞胃肠；或外感寒邪，直中肠胃；或过服寒凉，阴寒内结，均可导致阴寒内盛，凝滞胃肠，传导失常，糟粕不行，而成"冷秘"。

4.气虚阳衰　饮食劳倦，脾胃受损；或素体虚弱，阳气不足；或年老体弱，气虚阳衰；或久病产后，正气未复；或过食生冷，损伤阳气；或苦寒攻伐，伤阳耗气，均可导致气虚阳衰，气虚则大肠传导无力，阳虚则肠道失于温煦，阴寒内结，便下无力，使排便时间延长，形成便秘。

5.阴亏血少　素体阴虚,津亏血少;或久病产后,阴血虚少;或失血夺汗,伤津亡血;或年高体弱,阴血亏虚;或过食辛香燥热,损耗阴血,均可导致阴亏血少,血虚则大肠不荣,阴亏则大肠干涩,肠道失润,大便干结,便下困难,而成便秘。

三、诊断

1.大便排出困难,排便时间或排便间隔时间延长,粪质多干硬。起病缓慢,多属慢性病变过程。

2.常伴有腹胀腹痛,头晕头胀,嗳气食少,心烦失眠,肛裂、出血、痔疮,以及汗出,气短乏力,心悸头晕等症状。

3.发病常与外感寒热,内伤饮食情志,脏腑失调,坐卧少动,年老体弱等因素有关。

四、鉴别诊断

便秘须与积聚相鉴别

表 3-11　便秘与积聚鉴别表

	便秘	积聚
包块部位	常出现于左下腹	腹部各处
包块形状	条索状物	形状不定
与排便关系	排便后包块消失	包块与排便无关

五、辨证论治

(一)辨证要点

1.辨寒热

2.辨虚实表

(二)治则治法

1.实证以祛邪为主,据热秘、冷秘、气秘之不同,分别施以泻热、温通、理气之法,辅以导滞之品,标本兼治,邪去便通。

2.虚证以养正为先,依阴阳气血亏虚的不同,主用滋阴养血、益气温阳之法,酌用甘温润肠之药,标本兼治,正盛便通。

3.六腑以通为用,大便干结,排便困难,可用下法,但应在辨证论治基础上以润下为基础,个别证型虽可暂用攻下之药,也以缓下为宜,以大便软为度,不得一见便秘,便用大黄、芒硝、巴豆、牵牛之属。

(三)分证论治

1.实秘

(1)肠胃积热

【主症】　大便干结,腹胀腹痛,口干口臭。

【兼次症及舌脉】　面红身热,心烦不安,多汗,时欲饮冷,小便短赤,舌质干红,苔黄燥,或焦黄起芒刺,脉滑数或弦数。

【病机要点】　肠胃积热,热盛伤津,肠道津液枯燥。

【治法】　泻热导滞,润肠通便。

【主方】　麻子仁丸。

(2)气机郁滞

【主症】　大便干结,欲便不得出,腹中胀满。

【兼次症及舌脉】　胸胁满闷,嗳气呃逆,食欲不振,肠鸣矢气,便后不爽,舌苔薄白,或薄黄,或薄腻。脉弦,或弦缓,或弦数,或弦紧。

【病机要点】　肝气郁结,传导失常。

【治法】　顺气导滞,降逆通便。

【主方】　六磨汤。

(3)阴寒积滞

【主症】　大便干涩,难以排出,腹中攻满。

【兼次症及舌脉】　喜温恶寒,四肢不温,或呃逆呕吐,舌质淡,苔白腻,脉沉紧或迟沉。

【病机要点】　阴寒内结,肠道传导失常。

【治法】　温里散寒,通便止痛。

【主方】　大黄附子汤。

2.虚秘

(1)气虚便秘

【主症】　虽有便意,但临厕努责乏力,难以排出。

【兼次症及舌脉】　便后乏力,汗出气短,面白神疲,肢倦懒言,舌淡胖,或舌边有齿痕,苔薄白,脉细弱。

【病机要点】　肺脾气虚,大肠传导无力。

【治法】　补气健脾,润肠通便。

【主方】　黄芪汤。

(2)血虚便秘

【主症】　大便干结,努责难下,面色苍白。

【兼次症及舌脉】　头晕目眩,心悸气短,失眠健忘,或口干心烦,潮热盗汗,耳鸣,腰膝酸软,舌质淡,苔白,或舌质红,少苔,脉细,或细数。

【病机要点】　血虚津少,肠道干涩。

【治法】　养血润燥,滋阴通便。

【主方】　润肠丸。

(3)阳虚便秘

【主症】　大便艰涩,排除困难。

【兼次症及舌脉】　面色㿠白,四肢不温,喜热怕冷,小便清长,或腹中冷痛,拘急拒按,或腰膝酸冷,舌质淡,苔白,或薄腻,脉沉迟,或沉弦。

【病机要点】　阳气虚衰,肠道传导无力。

【治法】　温阳通便。

【主方】　济川煎。

第四章　肝胆病证

第一节　胁痛

一、概念

1.主症　以一侧或两侧胁肋部疼痛为主症。胁,指胁肋部,位于胸壁两侧由腋部以下至第十二肋骨之间。

2.病机要点　脉络痹阻或失养,肝胆络脉失和所致。

二、病因病机

外因:外感湿热;内因:情志不畅、饮食不调、久病体虚或劳欲过度。

1.肝气郁结　若情志不舒,或抑郁,或暴怒气逆,均可导致肝脉不畅,肝气郁结,气机阻滞,不通则痛,发为胁痛。

2.瘀血阻络　凡邪气外袭,阻遏气血运行;或负重劳力,闪挫跌仆,损伤脉络;或气滞日久,血行不畅,皆可使瘀血停著,阻塞脉络,脉络不通,以致胁痛。

3.肝经湿热　久卧湿地,湿邪乘虚搏结于胁肋;或饮食不节,损伤脾胃,脾虚失其健运之能而致水湿内蕴,日久郁而生热,湿热相搏,壅塞肝经,肝失疏泄调达,以致胁痛。

4.胆腑郁热　外邪入侵,犯及胆腑,足少阳经脉为之不利,郁而化火;或嗜食肥甘,积湿生热,火热熏蒸,煎熬胆汁,聚而为石,阻塞胆腑气机,引发胁痛。

5.肝阴不足　肝郁日久化火,灼伤肝之阴血,或劳欲过度,肾精亏损,精不化血,水不养木而致肝阴不足,令肝脉失养,不荣而痛。

三、诊断

1.以一侧或两侧胁肋部疼痛为主要表现者,可以诊断为胁痛。胁痛的性质可表现为刺痛、胀痛、灼痛、隐痛、钝痛等不同特点。

2.部分病人可伴见胸闷、腹胀、嗳气呃逆、急躁易怒、口苦纳呆、厌食恶心等症。

3.常有饮食不节、情志内伤、感受外湿、跌仆闪挫或劳欲久病等病史。

四、鉴别诊断

胁痛须与胸痛、胃痛、悬饮相鉴别

表 4-1　胁痛与胸痛、胃痛、悬饮鉴别表

	胁痛	胸痛	胃痛	悬饮
病因病机	肝络失和	心脉闭阻	胃气失和	饮停胸胁
病位	肝胆	心肺	胃	肺
主要表现	以一侧或两侧胁肋部疼痛为主要表现,可伴有口苦,目眩,善呕等肝胆病症状。肝胆系统检查有助于明确诊断	胸痛为主,伴有胸闷不舒,心悸短气,咳嗽喘息,痰多等心肺病证候。心电图、胸部 X 线透视等检查多可查见心肺疾病的证据	以上腹部胃脘处疼痛为主要表现,伴有嘈杂,恶心,反酸,呕吐等症状	胸胁胀痛,持续不已,伴见咳嗽、咯痰,咳嗽、呼吸时疼痛加重,常喜向病侧睡卧,患侧肋间饱满,叩呈浊音,或兼见发热。相当于西医学的渗出性胸膜炎

五、辨证论治

（一）辨证要点

1.辨外感与内伤

2.辨气血

3.辨虚实

（二）治则治法

1.治疗当以疏肝和络止痛为基本治则。

2.胁痛的治疗着眼于肝胆,分虚实而治。实证宜理气、活血通络、清热祛湿;虚证宜滋阴,养血柔肝。

3.临床上还应据"痛则不通","通则不痛"的理论,以及肝胆疏泄不利的基本病机,在各证中适当配伍疏肝理气,利胆通络之品。

（三）分证论治

1.肝郁气滞

【主症】　胁肋胀痛,走窜不定,甚则延及胸背肩臂,疼痛每因情志变化而增减。

【兼次症及舌脉】　胸闷腹胀,嗳气频作,得嗳气而胀痛稍舒,纳少口苦。舌苔薄白,脉弦。

【病机要点】　肝失疏泄,气阻络痹。

【治法】　疏肝理气。

【主方】　柴胡疏肝散。

2.肝胆湿热

【主症】　胁肋胀痛或刺痛。

【兼次症及舌脉】　口苦口黏,胸闷纳呆,恶心呕吐,小便黄赤,大便不爽,或兼有身热恶寒,身目发黄,舌红苔黄腻,脉弦滑数。

【病机要点】　湿热相搏,壅塞肝经。

【治法】　清热利湿。

【主方】　龙胆泻肝汤。

3.瘀血阻络

【主症】 胁肋刺痛,痛有定处,痛处拒按,入夜痛甚。

【兼次症及舌脉】 胁肋下或见有癥块,舌质紫暗,脉象沉涩。

【病机要点】 瘀血停着,阻塞脉络。

【治法】 祛瘀通络。

【主方】 血府逐瘀汤或复元活血汤。

4.肝阴不足

【主症】 胁肋隐痛,绵绵不已,遇劳加重。

【兼次症及舌脉】 口干咽燥,两目干涩,心中烦热,头晕目眩,舌红少苔,脉弦细数。

【病机要点】 肝络失养,不荣而痛。

【治法】 养阴柔肝,佐以理气通络。

【主方】 一贯煎。

第二节　黄疸

黄疸是以身黄、目黄、尿黄为主要特征的一种疾病,是指皮肤、巩膜与黏膜因胆红质沉着所致的黄染,其时血清总胆红质含量常在 2 毫克％以上。

一、疾病诊断

黄疸一症,西医根据其发病机制分为肝细胞性黄疸、阻塞性黄疸、溶血黄疸及胆红质代谢缺陷所致的黄疸。肝细胞性黄疸主要由急慢性病毒性黄疸型肝炎,各种原因引起的肝硬化,肝癌,传染性单核细胞增多症,钩端螺旋体病,回归热,疟疾,伤寒,波浪热,粟粒性结核,化学品及药物中毒等引起肝细胞损害而出现黄疸,一般都有明显的消化功能障碍,如恶心呕吐、纳呆、腹胀、腹泻、乏力等。肝功能损害,谷丙转氨酶明显升高,黄疸指数升高。尿胆红素阳性,尿胆原增多。

阻塞性黄疸主要指总胆管结石,胰头癌及胆管、胰管、壶腹部癌,肝胆管癌,胆囊癌,急慢性胰腺炎、原发性胆汁性肝硬化、肝癌,妊娠期特发性黄疸等。试验室检查:早期肝功可正常,血清直接胆红素增高,尿三胆试验阴性,部分梗阻时尿胆原可阳性,丙谷酰肽酶及谷丙转氨酶中度升高。B超检查有重要意义。溶血性黄疸主要见于先天性家族性溶血性贫血、自家免疫性溶血性贫血、蚕豆黄、恶性疟疾、误输异型血等。可出现寒战、发热、腰背部疼痛等急性溶血的临床表现,一般黄疸较轻,伴有不同程度的贫血,网织红细胞增多。血清总胆红素增高,以间接胆红素为主。尿中胆红素阴性,尿胆原增加。胆红质代谢功能缺陷所致的黄疸临床上少见,多为遗传性。

1.*病毒性肝炎*　包括甲型、乙型、丙型等肝炎病毒传染而致的肝细胞变性、坏死及肝脏间质炎性浸润。临床症状主要是黄疸、发热、乏力、纳减、恶心、厌油腻。体征有肝脏肿大、肝区触痛或叩击痛,巩膜及皮肤黄染等。肝功异常,谷丙转氨酶增高,黄疸指数升高,尿三胆阳性,超声波检查可协助诊断。

2.*酒精中毒性肝炎*　长年饮烈性酒,最近有酗酒,又出现食欲不振、黄疸、恶心呕吐、乏力、体重减轻、腹痛等。查体:肝肿大,触痛,有时脾肿大,或伴有未能解释的发热。血清胆红质增高,血清白蛋白减少与球蛋白增多,血清絮状反应阳性,谷草转氨酶升高而谷丙转氨酶常为正常。不少病例血清碱性磷酸酶与血糖升高,白细胞增多。

3.*肝硬变*　各种病因如肝炎、酒精中毒、血吸虫病、胆汁性和心源性等引起肝脏细胞广泛破坏、变性、坏死,纤维组织再生而发生硬化。可有食欲减退、恶心、呕吐、腹胀、腹泻、易疲乏、体重减轻、鼻衄等,有的可并发黄疸。体检:肝脏肿大或缩小,质地坚韧,脾肿大,面容清瘦或黧黑,蜘蛛痣或肝掌。实验室检查:清球蛋白比例倒置,肝功能絮状试验和谷丙转氨酶可正常。病情严重者即失代偿期,表现门静脉高压和肝功能损害两大症候群。可并发上消化道出血、肝昏迷、腹水等。B超肝脏可协助诊断。

4.肝癌　　无论原发性或继发性肝癌,均可引起肝内或肝外阻塞性黄疸。病初可表现为进行性食欲减退,消瘦,乏力,肝区疼痛等类似肝炎、肝硬化的症状,明显的腹胀、黄疸、腹水或胸水,进行性肝肿大,质地坚硬,实验室检查:甲胎蛋白阳性多提示原发性肝癌。超声波检查、放射性同位素肝扫描可协助诊断。

5.胰头癌　　以男性为多见,发病多在 40~60 岁,表现进行性阻塞性黄疸,常伴有上腹持续性钝痛,常向左腰背部放射。厌食、乏力,体重迅速下降,全身情况于短期内恶化。肝肿大与胆囊胀大,较晚期可触及腹部肿块。X 线钡餐检查,尤其腹部 B 型超声波检查可协助诊断。

6.胆石症　　包括胆囊结石、胆囊管结石、总胆管结石、肝胆管结石。女性发病多于男性,尤以中年肥胖、多产妇女最多见。平时大多无症状,在饱餐或高脂肪饮食后更为明显。有时胃脘部灼热、嗳气、腹胀、右上腹痛,重者可发生胆绞痛,胆绞痛发作后可出现轻度黄疸及发热。查体右上腹压痛及叩击痛,有时可扪及肿大触痛的胆囊。X 线平片、胆囊造影及 B 超可帮助确诊。

7.急性胰腺炎　　可出现轻度黄疸,急性发作的上腹部持续性剧痛,可阵发性加重,伴恶心呕吐,但无腹泻,可有低热,但无寒战。查体多有上腹或左上腹压痛,但无肌卫表现。实验室检查:白细胞数偏高,血淀粉酶与尿淀粉酶增高。如是出血坏死型则症状明显加重,黄疸明显。

8.其他急性全身性感染所致的黄疸　　某些急性全身性感染,如大叶性肺炎、疟疾、伤寒、急性粟粒型结核等均可并发黄疸。黄疸多为轻度,其原因由于肝实质损害或溶血,或两者兼有,急性传染病有各自独特发病规律和症状特点,临床诊断不难。一旦并发黄疸,常提示病情较重。

其他疾病引起的黄疸临床较少见,但诊治黄疸应详细询问病史和检查,方不致误诊和漏诊。

二、辨证治疗

辨证黄疸,根据其证候性质首先分为阳黄和阴黄。阳黄起病迅速,病程短,黄色鲜明如桔子色或体黄如金,多属热证、实证。阴黄起病较缓,病程长,黄色晦暗或黧黑,多属虚证寒证。

1.湿热蕴结兼表证　黄疸初起,轻度目黄、身黄、尿黄。发热恶寒,头身疼痛,体重倦怠乏力,脘闷不饥,恶心欲呕,苔薄腻,脉浮弦或浮数。此型多见于病毒性肝炎初期、急性胆囊炎等。治则:清热化湿解表。麻黄连翘赤小豆汤加味:连翘 12 克,赤小豆 30 克,梓白皮 15 克,生姜、甘草各 6 克,麻黄、杏仁、大枣各 10 克。可加薄荷、藿香各 10 克,茵陈 20克。水煎服。服药后发热恶寒,头身疼痛表证一罢,解表药物即应撤去,不可再投。

2.热重于湿　身目俱黄,黄色鲜明,发热口渴,或见心中懊憹,腹部胀满,口干而苦,恶心欲吐,小便短少黄赤,大便秘结,舌苔黄腻,脉弦数或弦滑。此型多见于传染性黄疸型肝炎。治则:清热化湿解毒。方用茵陈蒿汤加味:茵陈 30 克,栀子 12 克,大黄 10 克。可加柴胡 10 克,板蓝根、车前草各 30 克。水煎服。服药后大便稍溏,排便次数日达 1～2次为宜,如药后大便不溏,可加重大黄用量,有助于黄疸的消退。

3.湿重于热　身目俱黄,但不甚鲜明,头身困重,胸脘痞闷,恶心、呕吐,食欲减退,腹胀,或大便溏垢,舌苔厚腻微黄,脉弦滑或濡缓。治则:利湿化浊,佐以清热。用茵陈四苓散加味:茵陈 30 克,茯苓 20 克,白术、猪苓各 12 克,泽泻 10 克。可加藿香、蔻仁、木通各 10 克,车前草30 克。水煎服。

4.热毒炽盛　起病急骤,黄疸迅速加深,高热烦渴,呕吐频作,脘腹胀满,疼痛拒按,大便秘结,小便短少,烦躁不安,甚则神昏谵语,或见衄血、便血、或肌肤出现瘀斑,舌质红绛,苔黄燥,脉弦滑数。此型多见于暴发型传染性肝炎、亚急性传染性肝炎及其他急性全身性感染所致的黄疸。治则:清热解毒,泻火凉血。犀角散加味:水牛角粉 15 克,黄连

10克、升麻、栀子各12克,茵陈30克。加生地、玄参各15克,丹皮、赤芍各12克。水煎服。出血者,可加地榆炭、茜草根、柏叶炭各15克。神昏谵语者可配服安宫牛黄丸。

5.肝胆湿热瘀结　黄疸胁痛,发热烦躁,口干苦,胃纳呆滞,恶心呕吐,腹部胀满,大便秘结,小便短赤,苔黄燥,脉弦滑数。此型多见于胆石症、蛔虫梗阻、肿瘤等阻塞性黄疸。治则:疏利肝胆,清热化湿。大柴胡汤加味:半夏、枳实、大黄各10克,柴胡、黄芩各12克,白芍15克,生姜6克,大枣10个。可加郁金、鸡内金各10克,金钱草20克,茵陈30克。水煎服。

6.肝郁气滞血瘀　身目发黄而晦暗,面色黧黑,胁下有症块胀痛,皮肤可见赤纹丝缕,或有鼻衄、吐血、便血。舌质紫暗或有瘀斑。脉弦涩或细涩。此型多见于肝硬化、肝癌等引起的黄疸。治则:活血化瘀,疏肝理气。治宜鳖甲煎丸:鳖甲90克(炙)、射干、黄芩、鼠妇、干姜、大黄、桂枝、石韦、厚朴、瞿麦。紫葳、阿胶各25克,柴胡、蜣螂(洗净炒)各45克,白芍、牡丹皮、䗪虫各40克,蜂房30克,赤硝90克,桃仁15克,人参、半夏、葶苈子各10克。取灶下灰1500克,黄酒5000克,浸灰内滤过取汁,煎鳖甲成胶状,其余22味共为细末,与鳖甲胶放入炼蜜中和匀为小丸,每服3克,每日3次。肝癌病人可加半枝莲、败酱草、薏苡仁、白花蛇舌草等。

7.寒湿阻遏　黄疸色晦暗,脘闷腹胀,食欲减退,大便溏薄,神疲畏寒,口淡不渴,苔白腻,舌质淡体胖大,脉沉细而迟。此型多见于慢性肝炎等。治则:健脾和胃,温化寒湿。茵陈术附汤加味:茵陈30克,白术12克,炙甘草、干姜各10克,附子15克,肉桂6克(或不用)。可加茯苓20克,薏苡仁30克,厚朴10克。水煎服。

8.脾虚血亏　面目及肌肤发黄,黄色较淡,尿黄,肢软乏力,心悸气短,纳呆便溏,舌淡苔薄,脉濡细。此型多见于慢性肝病、溶血性黄疸等。治则:健脾益气养血。香砂六君子汤加味:党参20克,茯苓20克,白术 12 克,甘草、陈皮、木香、半夏(可不用)各 6 克,砂仁 10 克,再加黄芪 15 克,当归 12 克,苡仁 20 克,阿胶 10 克(烊化)。水煎服。可虚实并治,在用上方基础上再加茵陈 30 克,加强退黄作用。

以上 8 型,前 5 型属阳黄,后 3 型属阴黄。单方可用茵陈 30 克,大枣 10 枚,水煎代茶饮。除用药物治疗外,应注意饮食和护理,饮食宜新鲜清淡,忌饮酒和辛辣刺激食物,注意休息,保持乐观情绪,切忌抑郁而伤肝,妨碍病体的康复。

第三节　鼓胀

一、概念

1.主症　以腹部胀大如鼓、皮色苍黄、腹壁脉络暴露为主症,或有胁下或腹部痞块,四肢枯瘦等表现。

2.病机要点　肝脾肾三脏受损,气、血、水瘀积于腹内所致。

二、病因病机

鼓胀的发生,其直接原因当责之于黄疸、胁痛、积聚等病迁延日久,使肝、脾、肾三脏功能失调,气、血、水瘀积于腹内,以致腹部日渐胀大,而成鼓胀。

1.黄疸、胁痛、积聚迁延不愈

(1)黄疸由湿热或寒湿阻滞中焦,气机升降失调不化,土壅木郁,肝气失条达,致肝脾俱损,迁延日久,伤及于肾,气、血、水互结,终成鼓胀。

(2)胁痛病在肝,肝失疏泄,气机不畅,日久肝气犯脾,脾失健运,湿浊内生,若久治不愈,累及于肾,终至肝、脾、肾俱伤,气、血、水互结而成鼓胀。

(3)积聚病在肝脾,肝脾受损,脏腑失和,气机阻滞,瘀血内停,痰湿凝滞,迁延日久,病及于肾,开合不利,水湿内停,最终气、血、水互结而成鼓胀。

2.情志不遂 若忧思恼怒,肝失调达,气机不利,则血液运行不畅,气阻络痹而致胁痛;肝郁气滞日久,则致血脉瘀阻或津液停聚成痰,日积月累,气血痰凝滞,肝脾俱损,而成积聚。胁痛、积聚迁延日久而成鼓胀。

3.酒食不节 饮酒太过,或嗜食肥甘厚味,日久使脾胃受损,运化失职,湿浊内生,湿邪阻滞中焦,土壅木郁,影响肝胆疏泄,病由脾及肝,或胆汁被阻而不循常道,浸淫肌肤而发黄疸。此外,湿浊内生,凝结成痰,痰阻气机,气血失和,气、血、痰互相搏结,阻于腹中,结成积聚。黄疸、积聚迁延日久可成鼓胀。

4.血吸虫感染 在血吸虫流行区接触疫水,遭受血吸虫感染,未能及时治疗,虫阻络道,内伤肝脾,肝脾气血失和,脉络瘀阻,脾伤运化失健而致痰浊内生,日久气滞、血瘀、痰凝互相影响,胶结不化,搏结腹部而成积聚,积聚日久又可发为鼓胀。

三、诊断

1.初则脘腹作胀,食后尤甚,继则腹部渐大,可见面色萎黄、乏力、纳呆等症,日久则腹部胀满高于胸部,重者腹壁青筋暴露,脐心突出,四肢消瘦,或伴下肢浮肿。常有小便不利,牙龈出血、皮肤紫癜等出血倾向。

2.胁下或腹部积块,腹部有振水音,黄疸,手掌赤痕,面、颈、胸、臂可见蛛纹丝缕。

3.多有黄疸、胁痛、积聚病史。常与酒食不节、情志内伤、血吸虫感染有关。

四、鉴别诊断

鼓胀须与水肿相鉴别

表 4-2　鼓胀与水肿鉴别表

	鼓胀	水肿
病因	外感六淫、饮食不节或劳倦太过	情志不遂、酒食不节、感染血吸虫或它病转化而来
病机	肝脾肾功能失调,气血水互结于腹内	肺失宣降,脾失健运,气化不行
病位	肝、脾、肾	肺、脾、肾
主症	腹部胀大坚满,四肢不肿或枯瘦。初起腹部胀大但按之柔软,逐渐坚硬,以至脐心突起,四肢消瘦,皮色苍黄,晚期可出现四肢浮肿,甚则吐血、昏迷等危象	颜面、四肢浮肿,初起从眼睑部开始,继则延及头面四肢以至全身,亦有从下肢开始水肿,后及全身,皮色一般不变。后期病势严重,可见腹胀满,不能平卧等症

五、辨证论治

(一)辨证要点

鼓胀为本虚标实之证,其标实有气滞、血瘀、水停的侧重。本虚有脾气虚、气阴两虚、脾阳虚、脾肾阳虚、肝肾阴虚的不同。因此,其主症虽然都以腹大如鼓,胀满不适为主,而临床表现尚有差异,临证时应注意辨别标实与本虚的主次。

1.辨标实

2.辨本虚

(二)治则治法

1.本病为本虚标实之证,总以攻补兼施为治则。

2.临床应按照气滞、血瘀、水停、正虚的不同侧重,在理气消胀,活血化瘀,利尿逐水,扶正培本诸法中化裁,早期以祛邪为主,中期和晚期,均宜攻补兼施,中期以利水消胀为目的,晚期应重视严重并发症的防治。

(三)分证论治

鼓胀证治,根据病程和正邪关系,分为初期、中期、晚期。一般发病初期,多肝脾失调,气滞、血瘀、湿阻互结于腹;初期迁延不愈,正气渐伤,转入中期,正虚而邪盛;至晚期,正气渐衰,邪气留恋,并有吐血、便血、昏迷、悬饮等各种并发症相继出现。

1.鼓胀早期

【主症】 腹大胀满,鼓之如鼓,持久不减。

【兼次症及舌脉】 胁腹胀满或疼痛,纳食少差,食后脘腹胀满益甚,以嗳气或矢气为快,肢体沉困乏力,小便短少,舌质暗,或有瘀点,苔白腻,脉弦滑。

【病机要点】 气血瘀滞,湿浊蕴积。

【治法】 理气和血,行湿散满。

【主方】 木香顺气散。

2.鼓胀中期

【主症】 腹大坚满,撑急,动之有振水声。

【兼次症及舌脉】 面色苍黄无华,神疲肢怠,脘腹痞胀,不敢进食,口渴不欲饮,颈部、面颊或胸背部散在红痣血缕,腹皮脉络怒张,手掌赤痕,大便或秘或溏,小便短少,舌质淡,体胖有齿痕,或紫暗,或有瘀斑,舌苔厚腻,脉沉细滑。

【病机要点】 肝、脾、肾三脏功能失调,正气败伤。

【治法】 扶正行气,化瘀利水。

【主方】 四君子汤合调营饮。

3.鼓胀晚期

(1)正虚邪恋

【主症】 腹大胀满不舒,早宽暮急。

【兼次症及舌脉】 神倦懒动,气短声怯,骨瘦如柴,面色苍黄或白,或腰膝冷痛,畏寒肢冷,男子阳痿,女子停经;或五心烦热,肌肤甲错,头晕耳鸣,少寐盗汗等,舌质淡,体胖,苔白,或舌红少苔,脉沉细弱。

【病机要点】　气、血、水停留日久,脾肾阳虚,或肝肾阴亏。

【治法】　温补脾肾,或滋补肝肾为主。

【主方】　附子理中丸合济生肾气丸。

(2)鼓胀出血

【主症】　腹大胀满伴出血。轻者大便色黑,如柏油样。重者呕吐物中夹有鲜血或血块,汗出肢冷或吐血盈碗盈盆,大便暗红而溏薄。

【兼次症及舌脉】　口干口苦,胃脘灼热,肠鸣腹胀,或心悸气短,舌质红,苔黄,或舌淡,脉弦滑而数,或沉细而数。

【病机要点】　肝脾不和,中焦气机壅滞,蕴久化热。热迫血络,故吐血便血,口干而苦,胃脘灼热,肠鸣腹胀。若气随血耗,气血不足,则心悸气短,汗出肢冷。舌质红,苔黄,弦滑而数,为热盛于中之象。舌质淡,脉沉细而数,为气血耗伤之象。

【治法】　泄热宁络,凉血止血;气血耗伤者予益气固脱为法。

【主方】　泻心汤或大黄、白及、三七粉凉开水调为糊状,慢慢吞服。

(3)鼓胀神昏

【主症】　腹大胀满伴神昏。先见烦躁不宁,逐渐嗜睡,终至昏迷,或先语无伦次,逐渐嗜睡,终至昏迷。

【兼次症及舌脉】　脘闷纳呆,恶心呕吐,大便不通,舌质红、苔黄腻,或舌淡红、苔白腻,脉弦滑数,或弦滑。

【病机要点】　阴虚血热,蒸液成痰,引动肝风,内蒙心窍;或脾肾阳虚,湿浊内生,蒙蔽心窍。

【治法】　醒神开窍。

【主方】　痰热蒙闭心窍者,用局方至宝丹,研化,吞服或鼻饲,以清热凉开透窍。痰湿蒙闭心窍者,用苏合香丸,研化,吞服或鼻饲,以芳香温开透窍;或用菖蒲郁金汤鼻饲,以芳香豁痰开窍,也可用醒脑静或清开灵静脉点滴,治疗痰热蒙闭心窍者效佳。

第五章　肾膀胱病证

第一节　水肿

一、概念

1.主症　以头面、眼睑、四肢、腹背,甚至全身浮肿为典型临床表现的一类病证。严重者还可伴有胸水、腹水等多种体腔积液的表现。

2.病机要点　肺失通调、脾失转输、肾失开合、膀胱气化不利,从而导致体内水液潴留,泛滥肌肤。

二、病因病机

水肿是全身气化功能障碍的一种表现。其主要病因有外邪侵袭,饮食起居失常和劳倦内伤等。

1.风邪外袭,肺失通调　风邪外袭,内舍于肺,肺失宣降,水道不通,风水相搏,泛滥肌肤,发为水肿。

2.湿毒浸淫,内归脾肺　肌肤因痈疡疮毒,未能清解消透,内归脾肺,水液代谢受阻,泛滥肌肤,也咸水肿。

3.水湿浸淫,脾气受阻　久居湿地,或冒雨涉水,水湿之气内侵,或平素饮食不节,过食生冷,使脾为湿阻,失其健运,水湿不得下行,泛于肌肤,而成水肿。

4.湿热内盛,三焦壅滞　湿热久羁,或湿郁化热,中焦脾胃失其升清降浊之能,三焦壅滞,水道不通,而成水肿。

5.饮食劳欲,伤及脾肾　饮食不节,脾气受损,运化失司,水湿停聚,泛滥肌肤,劳欲过度,肾精亏耗,肾气内伐,不能化气行水,膀胱气化失常,水液内停,而成水肿。

6.瘀血阻滞,三焦不利　病程日久,瘀血阻滞,损伤三焦水道,三焦气化不利,水液内停,而成水肿。

总之,水肿之发病是以肾为本,以肺为标,以脾为制,瘀血阻滞往往使水肿难愈。

三、诊断

1.水肿从眼睑或下肢开始出现,继而延及四肢和全身。轻者可仅见眼睑或足胫浮肿,重者全身皆肿,甚者腹大胀满,喘促不能平卧;更甚者可能出现尿闭、恶心呕吐、口有秽味、鼻衄牙宣,甚则头痛、抽搐、神昏谵语等危象。

2.可有乳蛾、心悸、疮毒、紫癜及久病体虚病史。

血常规、尿常规、肾功能、血浆白蛋白、24 小时尿蛋白定量、肾脏 B超等检查,有助于本病的诊断。必要时还可进行心脏超声、胸片、血沉、免疫功能、自身抗体或甲状腺功能等实验室检查。

四、鉴别诊断

1.水肿须与鼓胀相鉴别

表 5-1　**水肿与鼓胀鉴别表**

	水肿	鼓胀
病因	多有心肾病史	多有肝病病史
病机要点	肺脾肾相干为病,水液泛滥肌肤	肝脾肾功能失调,气滞、血瘀,水聚腹中
主症	多周身皆肿,先从眼睑或下肢开始,继及周身四肢	单腹胀大如鼓,四肢瘦削,后期可伴见轻度肢体浮肿
兼症	面色多㿠白或晦滞	面色多苍黄,腹壁有青筋显露

2.肾病水肿须与心病水肿鉴别

表 5-2　肾病水肿与心病水肿鉴别表

	肾病水肿	心病水肿
病因	可有乳蛾、疮毒、紫癜等病史	可有喘证、心悸、心痛、心水等病史
病程	突然起病,或呈慢性病程	多为逐渐起病,慢性病程
主症	水肿先从眼睑颜面开始,继而则延及四肢周身	多从下肢足跗开始,而后遍及全身
兼症	腰部酸重,面色㿠白	心悸,胸闷气短,面青唇紫,脉结代

五、辨证论治

(一)辨证要点

1.辨阳水、阴水

2.辨外感内伤

(二)治则治法

《内经》提出"开鬼门"、"洁净府"、"去菀陈莝"三项水肿治疗原则,沿用至今。其他归纳如下:

1.上下分治:上半身肿甚,以发汗为主;下半身肿甚,以利小便为主。

2.阴阳分治:阳水表现为表、热、实证,以祛邪为主,可发汗、利小便或攻逐水饮。阴水表现为里、寒、虚证,以扶正为主,治以健脾、温肾。

3.如有瘀血征象,或经一般常法治疗无效者,可合用活血化瘀法。

(三)分证论治

1.阳水

(1)风水泛滥

【主症】　眼睑浮肿,继则四肢及全身皆肿,来势急骤,常伴有外感风热证或风寒证。

【兼次症及舌脉】　多有恶寒,发热,肢节酸重,小便不利等症。偏于风热者,伴咽喉红肿疼痛,舌质红,脉浮滑数,如水肿较甚也可见沉脉。偏于风寒者,兼恶寒,喘促,舌苔薄白,脉浮滑或浮紧。

【病机要点】　风邪外袭,肺失通调。

【治法】　散风清热,宣肺行水。

【主方】　越婢加术汤。

(2)湿毒浸淫

【主症】　眼睑浮肿,延及周身,小便不利,身发疮疖,甚者溃烂。

【兼次症及舌脉】　恶风发热,舌质红,苔薄黄,脉浮数或滑数。

【病机要点】　湿毒浸淫,肺失通调,脾失健运。

【治法】　宣肺解毒,利湿消肿。

【主方】　麻黄连翘赤小豆汤合五味消毒饮。

(3)水湿浸渍

【主症】　全身水肿,按之没指,小便短少,起病缓慢,病程较长。

【兼次症及舌脉】　身体困重,胸闷,纳呆,泛恶,舌苔白腻,脉象沉缓。

【病机要点】　水湿之邪,浸渍肌肤,三焦决渎失司,膀胱气化失常。

【治法】　健脾化湿,通阳利水。

【主方】　五皮饮合胃苓汤。

(4)湿热壅盛

【主症】　遍体浮肿,皮肤绷急光亮。

【兼次症及舌脉】　胸胁痞闷,烦热口渴,小便短赤,或大便干结,苔黄腻,脉沉数或濡数。

【病机要点】　湿热之邪壅于肌肤经隧之间,三焦气机通降失常。

【治法】　分利湿热。

【主方】　疏凿饮子。

2.阴水

(1)脾阳虚衰

【主症】　身肿,腰以下为甚,按之凹陷不易恢复,小便短少,面色萎黄,纳减便溏。

【兼次症及舌脉】　神倦肢冷,脘腹胀闷,舌质淡,苔白腻或白滑,脉沉缓或沉弱。

【病机要点】　中阳不振,健运失司,气不化水,下焦水邪泛滥。

【治法】　温运脾阳,以利水湿。

【主方】　实脾饮。

(2)肾阳衰微

【主症】　面浮身肿,以腰以下为甚,按之陷下不起,尿量减少或增多,心悸、气促、腰部冷痛酸重。

【兼次症及舌脉】　四肢厥冷,怯寒神疲,面色㿠白或灰滞,舌质淡,体胖,苔白,脉沉细或沉迟无力。

【病机要点】　肾气虚衰,阳不化气,水湿下聚。

【治法】　温肾助阳,化气行水。

【主方】　济生肾气丸合真武汤。

第二节　淋证

一、概念

1.主症　小便频急,淋沥不尽,尿道涩痛,或伴有小腹拘急,痛引腰腹为主要临床表现。

2.病机要点　多为肾虚、湿热引起的膀胱气化失司、水道不利所致。

二、病因病机

淋证病位主要在肾与膀胱,与肝、脾、心等有关。一般说来,初起多实证,常为湿热蕴结膀胱。素体脾虚、肾虚,或病延日久,热邪伤阴,湿邪伤气,也可导致气阴两伤、阴阳两虚,以致脾肾俱虚,膀胱气化无权,病证由从实转虚,而见虚实夹杂之证。

1.膀胱湿热　过食辛热肥甘或嗜酒,酿成湿热,下注膀胱;下阴不洁,秽浊之邪侵入膀胱,酿成湿热,导致膀胱气化不利,则可为热淋。若湿热蕴积,尿液受其煎熬,日积月累,尿中杂质结为砂石,则为石淋。若湿热蕴结于下,以致气化不利,无以分清泌浊,脂液随小便而出,小便如脂如膏,则为膏淋。湿热下注,热伤络脉,络破血溢,小便涩痛有血,则为血淋。

2.脾肾亏虚　年老久病,或劳累过度,房室不节,或久淋不愈,湿热耗伤正气,耗气伤阴,甚至阴损及阳,均可导致脾肾亏虚。脾虚则中气下陷,肾虚则下元不固,因而小便淋沥不已。脾肾不足,气阴两虚,或阴阳俱虚,如遇劳即发者,则为劳淋;中气不足,气虚下陷者,则为气淋。肾阴亏虚,阴虚火旺,灼伤血络,也可以导致尿中夹血,则为血淋。肾气亏虚,下元不固,不能制约脂液,脂液下泄,尿液浑浊,则为膏淋。脾气虚,或肾阴虚,容易复感湿热,或致湿热之邪内生,影响膀胱气化功能,可致淋证急性发作;肾阴不足,或加以烦劳过度,心火内炽下移,热灼血络,可致血淋急性发作。

3.肝郁气滞　郁怒伤肝,气滞不宣,肝经郁热,影响膀胱的气化,则少腹作胀,小便艰涩而痛,余沥不尽,而发为气淋,此属气淋之实证。湿热蕴结于内,也可阻滞气机,以致膀胱气化不行,引起淋证加重。

三、诊断

1.以小便频急、淋沥涩痛、小腹拘急、腰部酸痛为主症。

2.病久或反复发作者,常伴有小腹坠胀、疲乏无力、腰痛等症。

3.常以劳累、工作紧张、情绪波动为诱因。

尿常规检查、尿细菌培养阳性,结合泌尿系统 B 超、X 线腹部摄片、肾盂造影、膀胱镜检查等,有助于淋证的诊断。

四、鉴别诊断

1.淋证须与癃闭鉴别

表 5-3　淋证与癃闭鉴别表

	淋证	癃闭
病位	肾与膀胱	膀胱
病机要点	多为肾虚、湿热下注,膀胱气化不利	膀胱气化不利,尿液潴留
尿量	排尿困难,小便每日总量不少	排尿困难,小便量少甚至点滴全无
尿痛	尿频、尿急,常伴有排尿热涩、疼痛	一般无排尿疼痛

2.血淋须与尿血鉴别

表 5-4　血淋与尿血鉴别表

	血淋	尿血
相同点	小便出血、尿色红赤,甚至溺出纯血的症状	
不同点	常有小便热涩疼痛	多无疼痛,或有轻微的不舒或热痛

3.膏淋须与尿浊鉴别

表 5-5　膏淋与尿浊鉴别表

	膏淋	尿浊
相同点	小便浑浊,白如泔浆	
不同点	排尿时有疼痛滞涩感	排尿时无疼痛滞涩感

五、辨证论治

(一)辨证要点

1.辨淋证类别

2.辨证候虚实

3.辨标本缓急

标本缓急的判断多以正气为本,邪气为标;病因为本,证候为标;旧病为本,新病为标。

　　明确淋证证候的标本缓急对疾病的治疗具有重要意义。例如石淋并发热淋,若无尿道阻塞等紧急病情,可先治热淋,再治石淋;反之则应先积极解决砂石之阻塞。若石淋不愈,热淋则仍有再发可能,不可不知。

(二)治则治法

　　基本原则:实则清利,虚则补益。根据淋证具体类型再确定治法。

　　淋证的治法古有"忌汗、忌补"之说。《金匮要略·消渴小便不利淋病脉证并治》:"淋家不可发汗"。《丹溪心法·淋》:"最不可用补气之药,气得补而愈胀,血得补而愈涩,热得补而愈盛"。淋证往往有畏寒发热之症,此并非外邪袭表,而是湿热熏蒸,邪正相搏所致,发汗解表,自非所宜。但淋证若确由外感诱发,或淋家新感外邪,仍可适当配合运用辛散解表发汗之剂。至于淋证忌补之说,是指湿热之证而言,诸如脾虚中气下陷,肾虚下元不固,自当运用健脾益气、补肾固涩等法治之,唯不可过用壅补之剂,常需补益与清利并举。

(三)分证论治

1.热淋

【主症】　小便短数,灼热刺痛,溺色黄赤,少腹拘急胀痛。

【兼次症及舌脉】　腰痛,寒热起伏,口苦,呕恶,大便秘结,舌质红,苔黄腻,脉滑数。

【病机要点】　湿热下注膀胱,膀胱气化不利。

【治法】　清热利湿通淋。

【主方】　八正散。

2.石淋

【主症】　尿中时夹砂石,小便艰涩,或排尿时突然中断,尿道窘迫疼痛,少腹拘急,或腰腹绞痛难忍,尿中带血。

【兼次症及舌脉】　实证声高有力,大便不爽,虚证面色少华,精神萎顿,少气乏力,或腰酸隐痛,手足心热。实证舌质红,苔薄黄;虚证舌质淡边有齿印,或舌质红,少苔。实证脉弦或带数;虚证脉细弱或细数。

【病机要点】 湿热煎熬尿液成石。

【治法】 清热利湿,通淋排石。

【主方】 石韦散。

3.气淋

【主症】 实证表现为小便涩滞,淋沥不宣;虚证表现为尿有余沥。

【兼次症及舌脉】 实证少腹满痛;虚证少腹坠胀,颜面色白。舌质淡,苔薄白,实证或可见舌边苔有白沫。实证脉沉弦;虚证脉细而无力。

【病机要点】 实证为气郁、气滞化热累及膀胱;虚证为气虚下陷。

【治法】 实证宜利气疏导;虚证宜补中益气。

【主方】 实证用沉香散;虚证用补中益气汤。

4.血淋

【主症】 实证表现为小便热涩刺痛,尿色深红,或夹有血块,疼痛胀满,突然加剧;虚证表现为尿色淡红,尿痛涩滞不甚。

【兼次症及舌脉】 实证可见心烦失眠,或口舌生疮,舌尖红,苔黄,脉滑数;虚证多腰酸膝软,咽干烦热,神疲乏力,舌质淡红,苔薄黄或少苔,脉细数。

【病机要点】 实证为湿热下注膀胱,热伤血络;虚证为虚火灼伤血络。

【治法】 实证宜清热通淋,凉血止血;虚证宜滋阴清热,补虚止血。

【主方】 实证用小蓟饮子;虚证用知柏地黄丸。

5.膏淋

【主症】 实证表现为小便浑浊如米泔水,置之沉淀如絮状,上有浮油如脂,或夹有凝块,或混有血液;虚证表现为病久不已,反复发作,淋出如脂。

【兼次症及舌脉】 实证可见尿道热涩疼痛,舌质红,苔黄腻,脉濡数;虚证涩痛较轻,但形体日渐消瘦,头昏乏力,腰酸膝软,舌质淡,苔腻,脉细弱无力。

【病机要点】 实证为分清泌浊无权;虚证为下元不固,脂液下泄。

【治法】　实证宜清热利湿,分清泄浊;虚证宜补虚固摄。

【主方】　实证用程氏萆薢分清饮;虚证用膏淋汤。

6.劳淋

【主症】　小便淋沥不已,时作时止,遇劳即发,尿时涩痛较轻。

【兼次症及舌脉】　腰酸膝软,神疲乏力。舌质淡,脉虚弱。

【病机要点】　膀胱气化不行。

【治法】　健脾益肾。

【主方】　无比山药丸。

第三节　癃闭

一、概念

1.主症　尿量减少,排尿困难,甚则闭塞不通。癃和闭均指尿量减少、排尿困难,小便不畅,点滴而短少,病势较缓者称为癃;小便闭塞,点滴不通,病势较急者称为闭。

2.病机要点　肾和膀胱气化失司,小便不利。

二、病因病机

癃闭的病位主要在膀胱,但与三焦、肺、脾、肾、肝密切相关。肝郁气滞,三焦气化不利;肺不能通调水道下输膀胱;脾气虚弱不能升清降浊;肾阳亏虚,气不化水,肾阴亏虚,水府枯竭,均可导致癃闭的发生。

1.湿热蕴结　过食辛辣厚味,酿生湿热,下注膀胱,或湿热素盛,肾热下移膀胱,膀胱湿热阻滞,气化不利,而为癃闭。

2.肺热气壅　热壅于肺,肺气不能肃降,津液输布失常,水道通调不利,不能下输膀胱;又因热气过盛,下移膀胱,以致上下焦均为热气闭阻,而成癃闭。

3.脾气不升　劳倦伤脾,饮食不节,或久病体弱,导致清气不升,浊气不降,小便因而不利。

4.肾元亏虚　年老体弱或久病体虚,肾阳不足,气不化水,而致尿不得出;或因下焦积热,日久不愈,耗损阴液,肾阴亏耗,水府枯竭而致无尿。

5.肝郁气滞　肝经绕阴器,抵少腹。七情所伤,肝气郁结,影响三焦水液运化及气化功能,致水道通调受阻,形成癃闭。

6.尿路阻塞　败精槁血,或肿块结石,阻塞尿路,小便难以排出,而形成癃闭。

三、诊断

1.起病急骤或逐渐加重,典型临床表现为小便量少,点滴不畅,甚或小便闭塞,点滴全无,伴小腹胀满。

2.多见于老年男性,或产后妇女及术后患者。

3.凡小腹胀满,小便欲解不出,叩小腹部膀胱区明显胀满者,是水蓄膀胱证候;若小便量少或不通,无排尿感觉和小腹胀满,叩小腹膀胱区也无明显充盈征象,多属肾元衰竭证候。

结合肛门指诊、肾、膀胱 B 超、腹部 X 线摄片、膀胱镜、肾功能检查,以确定是肾、膀胱、尿道,还是前列腺等疾病引起的癃闭。

四、鉴别诊断

1.癃闭须与淋证相鉴别

表 5-6　癃闭与淋证鉴别表

	癃闭	淋证
病因	湿热蕴结,肺热气壅,尿道阻塞,脾肾亏虚,肝郁气滞	膀胱湿热,脾肾亏虚,肝气郁滞
病机要点	肾和膀胱气化失司	湿热蕴结下焦,膀胱气化不利
主症	排尿困难,点滴而下或余沥不尽,尿量减少,甚至点滴全无,蓄于膀胱	尿频,排尿次数增多,伴尿道灼热、疼痛,尿量正常

2.癃闭须与关格相鉴别

表 5-7　**癃闭与关格鉴别表**

	癃闭	关格
病因	年老体弱、久病内伤,或尿路阻塞	水肿、淋证、癃闭、消渴病等,迁延日久
主要病位	膀胱	肾
病机要点	肾和膀胱气化失司	肾元虚衰为本,湿浊毒邪内蕴为标
主症	排尿困难,一般无恶心呕吐,有尿意而每日尿量低于正常,甚至点滴全无,蓄于膀胱	小便不通和呕吐并见,无尿意,少尿,甚至膀胱无尿
其他症状	小腹胀痛,乏力,腰痛等	面色苍白,或晦滞,倦怠乏力,腰脊酸痛,或伴水肿尿少,食欲不振,恶心

五、辨证论治

(一)辨证要点

1.细审主因

2.说辨虚实

(二)治则治法

癃闭治疗依据"腑以通为用"的原则,着眼于通。实证治宜清湿热、散瘀结、利气机;虚证治宜补脾肾、助气化。此外尚可应用开提肺气,开上以通下的治法。若小腹胀急,小便点滴不下,应配合导尿或针灸以急通小便。

(三)分证论治

1.实证

(1)膀胱湿热

【主症】　小便点滴不通,或量少而短赤灼热,小腹胀满。

【兼次症及舌脉】　口苦口黏,或口渴不欲饮,或大便不畅,舌质红,苔根黄腻,脉濡数。

【病机要点】 湿热互结,膀胱气化不利。

【治法】 清热利湿,通利小便。

【主方】 八正散。

(2)肺热壅盛

【主症】 小便不畅或点滴不通,呼吸急促或咳嗽。

【兼次症及舌脉】 咽干,烦渴欲饮,苔薄黄,脉滑数。

【病机要点】 肺热壅盛,不能通调水道。

【治法】 清肺热,利水道。

【主方】 清肺饮。

(3)肝郁气滞

【主症】 小便不通或通而不爽,胸胁脘腹胀满不舒。

【兼次症及舌脉】 多烦善怒,舌质红,苔薄黄,脉弦。

【病机要点】 气机郁滞,肝失疏泄。

【治法】 疏调气机,通利小便。

【主方】 沉香散。

(4)尿路阻塞

【主症】 小便点滴而下,或尿如细线,甚至阻塞不通。

【兼次症及舌脉】 小腹胀满而疼痛,舌质紫暗,或有瘀点、瘀斑,脉细涩。

【病机要点】 瘀血败精阻塞膀胱尿道。

【治法】 行瘀散结,通利水道。

【主方】 代抵当丸。

2.虚证

(1)中气不足

【主症】 时欲小便而不得出,或尿量少而不爽利,小腹坠胀。

【兼次症及舌脉】 气短,语声低微,精神疲乏,食欲不振,舌质淡,边有齿印,脉细弱。

【病机要点】　清气不升,浊阴不降。

【治法】　升清降浊,化气行水。

【主方】　补中益气汤合春泽汤。

（2）肾阳衰惫

【主症】　小便不通或点滴不爽,排出无力,畏寒怕冷,腰膝冷而酸软无力。

【兼次症及舌脉】　面色㿠白,神气怯弱,舌质淡,苔白,脉沉细尺弱。

【病机要点】　命门火衰,州都气化不及。

【治法】　温补肾阳,化气利尿。

【主方】　济生肾气丸。

第四节　关格

一、概念

1.主症　以小便不通与恶心呕吐并见,或伴有大便不通为典型表现。

2.病机要点　肾元虚衰,气化失常,关门不利,湿浊邪毒内蕴,损伤脏腑,耗伤气血,导致气机升降失司而引起的病证。

二、病因病机

水肿、淋证、癃闭等病证,反复发作,损伤肾元,肾元虚衰,不能主一身之气化,关门不利,致湿浊毒邪内蕴,损伤脏腑,耗伤气血,三焦壅塞,气机升降失司,脾胃升降失常。

1.肾元虚衰　水肿、淋证、癃闭等病证,反复发作,或消渴病迁延日久,湿、热邪毒留恋,痰瘀互结,导致肾体受损,肾用失司,肾元受伤。肾元受伤,或伤元阴,或伤元阳,阴阳互根,所以关格日久,可表现为阴阳俱伤,甚或气血阴阳俱虚。又因五脏相关,肾藏元阴、元阳,"五脏之阴非此不能滋,五脏之阳非此不能发",肾病日久,必然累及它脏,出现多脏损伤。

2.浊毒内停　肾主一身之气化,肾元虚衰,气化不行,关门不利,致湿浊毒邪内蕴,三焦壅塞、气机升降失司,并可进一步损伤肾元,耗伤气血。湿浊损胃,胃气失于和降,可见厌食、纳呆、恶心、呕吐、大便不通;湿浊损脾,运化失司,可见腹满、或腹泻;浊毒外溢肌肤,可见皮肤瘙痒,甚或有霜样析出;浊毒上熏,可见口中秽臭,或有尿味,舌苔厚腻;湿浊毒邪上蒙清窍,可见昏睡或神识不清。

总之,关格为本虚标实之证,肾元虚衰是其本,湿浊毒邪内聚是其标。本虚以肾虚为本,但可兼及它脏,常是肾与脾胃、肝、心、肺五脏同病。标实,湿浊毒邪为主,或为寒湿,或为湿热,也常表现为寒热错杂。湿浊毒邪留恋不去,浊毒伤血、动血,或湿浊蒙蔽清窍,或湿热邪毒,惹动肝风,或心肾阳衰,水饮上凌心肺,或元气虚衰、阳脱神亡,更可发生动风、动血、停饮、伤神之变。

三、诊断

1.临床以小便不通与恶心呕吐并见,或伴有大便不通为典型表现。

2.肾元虚衰,可以累及多脏。肾病及肝,症见手足抽搐,甚则痉厥;肾病及心,症见胸闷气短,心悸怔忡,心胸憋闷,甚至发生喘脱之变;损及脾胃,可见厌食、纳呆、恶心、呕吐,大便不通,腹满或腹泻;浊毒外溢肌肤,症见皮肤瘙痒,甚或有霜样析出;浊毒上熏,症见口中秽臭,或有尿味,舌苔厚腻;湿浊毒邪上蒙清窍,症见昏睡或神识不清。

3.具有水肿、淋证、癃闭等肾系疾病和消渴病等慢性疾病病史。

尿常规、血常规、血生化(肌酐、尿素氮、电解质、二氧化碳结合力等)、肾小球滤过率以及内生肌酐清除率的测定、肾脏B超等检查有助于本病的诊断和鉴别诊断。

四、辨证论治

（一）辨证要点

1.**辨标本缓急虚实**　应明辨标本虚实,分清主次缓急。本虚证,肾元虚衰,应进一步分清阴虚、阳虚,还是阴阳俱虚,同时应注意单纯肾虚,还是兼有它脏之虚。标实证,湿浊邪毒内蕴,应进一步分清寒湿、湿热,还是寒热错杂,同时需明确单纯湿浊毒邪蕴结,还是兼有气滞、血瘀、痰湿、水湿,是否存在动风、动血、停饮、伤神等变证。

2.**辨脏腑**　关格主要病位在肾,也常累及它脏。临床上应注意分辨是脾肾同病,肝肾同病,心肾同病,还是肺肾同病,甚或五脏同病。

3.**辨病期**　肾元虚损劳衰是一个不断进展的过程。一般说来,早期肾元虚损,本虚证表现突出;晚期湿浊邪毒内生,标实证日益明显。更因湿浊邪毒可以耗伤气血,所以中晚期患者普遍存在气血虚损证候。

（二）治则治法

关格治疗应遵循《证治准绳·关格》提出的“治主当缓,治客当急”的原则。所谓主,是指关格之本,即肾元虚衰,也就是治本应长期调理,缓缓补之。所谓客,是指关格之标,即湿浊邪毒,用药宜急,不可姑息。临床上应根据具体情况,谨慎施治。一般说来,关格早期,应重视培补肾元,治疗本虚证,兼治标实证;关格中晚期,应重视泄浊解毒,更重视治疗标实证。

（三）分证论治

1.**本虚证**

(1)气阴虚损证

【主症】　体倦乏力,腰膝酸软,食欲减退,咽干口燥,五心烦热,尿少色黄,大便干结。

【兼次症及舌脉】　面色苍黄,或面色无华,头晕眼花,夜寐不安,心悸气短,舌质暗偏红,舌苔黄薄腻,脉细或细数。

【病机要点】　肾元虚损,气阴亏虚。

【治法】　滋肾培元,益气养阴。

【主方】　六味地黄丸合生脉散。

(2)阳气虚衰证

【主症】　神疲乏力,腰膝冷痛,食欲不振,夜尿频多,或浮肿尿少,大便不爽,或便溏。

【兼次症及舌脉】　面色㿠白,或晦滞无华,颜面虚浮,畏寒肢冷,心悸气短,或腹满冷痛,爪甲色淡。舌质淡暗,舌体胖大有齿痕,舌苔白腻而滑,脉沉细。

【病机要点】　肾元虚衰,阳气虚衰。

【治法】　温肾培元,益气温阳。

【主方】　真武汤合香砂六君子汤。

(3)阴阳俱虚证

【主症】　神疲乏力,腰膝酸冷,食欲不振,咽干烦热,畏寒肢冷,夜尿频多,或浮肿尿少,大便时干时稀。

【兼次症及舌脉】　面色萎黄,或苍白无华,颜面虚浮,畏寒肢冷,或手足心热而手足背寒,头晕眼花,心悸气短,或有心烦,夜寐不安,或腹满冷痛,男子阳痿,女子性欲淡漠,舌质暗淡,舌苔厚腻,或黄白相兼,脉沉细无力。

【病机要点】　肾元虚衰,阴阳俱虚。

【治法】　补肾培元,滋阴温阳。

【主方】　金匮肾气丸或参芪地黄汤。

2.标实证

(1)湿浊证

【主症】　口中黏腻,或有尿臭,食欲减退,或有恶心呕吐,皮肤瘙痒。

【兼次症及舌脉】　面色晦暗,神识淡漠,烦燥不宁,头晕沉重,倦怠乏力,小便短少,大便不爽。舌苔浊腻,脉细滑。

【病机要点】 湿浊邪毒内生,阻滞气机。

【治法】 化湿泄浊。

【主方】 大黄甘草汤。

(2)痰湿证

【主症】 口中黏腻,脘腹痞闷,或有咳痰,或有呕吐痰涎。

【兼次症及舌脉】 体形肥胖,或咳喘痰多,或有食少纳呆,肢体沉重,舌苔腻,脉滑。

【病机要点】 痰湿内阻,阻滞气机。

【治法】 化痰除湿。

【主方】 二陈汤。

(3)水湿证

【主症】 眼睑及肢体浮肿,按之陷下不起。

【兼次症及舌脉】 小便不利,尿量减少,或有胸水,胸闷气喘,或有腹水,腹部胀满,食少纳呆,舌苔腻水滑,脉沉,或兼弦滑。

【病机要点】 水湿内停,外溢肌肤。

【治法】 利水渗湿。

【主方】 五苓散合五皮饮。

(4)气滞证

【主症】 胸胁、脘腹、少腹胀满或痛,嗳气或得矢气则舒,遇情绪波动加重。

【兼次症及舌脉】 心情抑郁,时有嗳气,善太息,妇女月经不调,舌苔边有浊沫,脉弦。

【病机要点】 肝气郁结,气机阻滞。

【治法】 解郁理气。

【主方】 四逆散合六磨汤。

(5)血瘀证

【主症】 腰痛,痛有定处,唇舌紫暗。

【兼次症及舌脉】 颜面有瘀斑,肌肤甲错,或有胸痛、胁痛、腹痛、肢体麻痛,或心烦不宁,甚至如狂发狂,失眠健忘,妇女痛经,经血色暗有血块,或经闭,舌质暗,或有瘀斑,脉涩或细弦。

【病机要点】　久病入络,瘀血内结。

【治法】　活血化瘀。

【主方】　下瘀血汤。

关格晚期还可出现动风、动血、停饮、伤神等变证。①肝风内动,症见头晕、头痛、视物模糊、躁扰不宁,甚至神昏谵语,惊厥抽搐者,治当平肝潜阳息风,方可用羚角钩藤汤加减,必要时甚至可用安宫牛黄丸、紫雪散等,或酌情选用清开灵、醒脑静注射液静脉点滴。②浊毒动血,症见呕血、便血、鼻衄,或皮肤紫斑者,治当凉血止血解毒,方可用大黄黄连泻心汤、犀角地黄汤(犀角用水牛角或升麻代替)加三七粉(冲服)、仙鹤草等。③心肾阳衰,水饮内停,上凌心肺,症见胸闷喘促,咳逆倚息不得卧,背寒,咳吐清涎,颜面肢体浮肿者,当通阳化饮、泻肺行水,方可用苓桂术甘汤合葶苈大枣泻肺汤加车前子、桑白皮等。④湿浊邪毒伤神,蒙蔽清窍,症见神识淡漠,嗜睡,或躁扰不宁,神昏谵语者,治当化湿泄浊、醒神开窍,方可用菖蒲郁金汤加远志、草果等,或送服至宝丹,或用醒脑静注射液静脉点滴。

第五节　遗精

不因性生活而精液外泄,称为遗精。有梦而泄精者称为"梦遗"。无梦而泄精,甚至清醒时精液流出者称为"滑精"。

一、疾病诊断

在性冲动时,阴茎有时流出少量的粘滑液体,是尿道球腺分泌出的液体;有时没有性冲动也可能有黏液流出,多半是前列腺液;以上两种情况均不是遗精。遗精有生理性和病理性之分。未婚青壮年,80％可有遗精现象,一般一个月左右有一次或两次,属生理性遗精。婚后已有正常性生活的青壮年仍有遗精，或遗精次数太多，多到一二天一次或数次，或者一有性冲动即精液流出，即属病理性遗精。病理性遗精常有以下几种情况。

1.手淫或性行为过度　患者常有手淫病史或性交过于频繁，而逐渐引起遗精、滑精，并伴有头晕、四肢乏力、精神萎靡等。

2.神经衰弱　遗精、早泄、或阳痿，失眠、多梦、记忆力减退、头昏脑胀、注意力不集中、急躁易怒，以及耳鸣、眼花、精神萎靡等。可伴有植物神经或内脏器官功能紊乱症状，如心悸、面色潮红、手足发冷等。有的可出现气短、胸闷、腹泻或便秘等。临床各项检查均无阳性发现。

3.前列腺炎　在前列腺炎急性期，病人可出现膀胱刺激症状，如尿频、尿急、尿末痛和排尿困难。慢性期排尿前后有白色液体流出，常有会阴部、阴囊部或腰骶部反射性胀痛不适感，当坐立过久后往往症状加重。由于病变对神经系统的影响，可伴有性功能紊乱和神经衰弱表现，如阳痿、早泄、遗精及头痛、失眠等。

4.其他原因　包皮过长，包皮垢刺激，包皮或阴茎头发炎，肛门瘙痒等有时可引起遗精，临证应详细询问和检查。

二、辨证治疗

遗精一证有虚实之分，而以虚证为多见，病变以心、脾、肾三脏为主。肾主藏精，肾虚封藏失职，故遗精。心主神明主血脉；脾主运化，为气血生化之源。心脾两虚，心神不宁，气不摄精，容易出现遗精。心肾阴虚，内火妄动扰于精室，也常引起遗精。实证多指湿热下注或肝火亢盛。古人辨别虚实还常从梦之有无来辨别，《医宗金鉴》云："无梦而遗心肾弱，梦而后遗火之强。"

1.肾阴亏虚　遗精，头晕目弦，耳鸣腰酸，神疲乏力，形体消瘦，或低热颧赤，盗汗，或发落齿摇，舌红少苔脉细数。治则：滋肾养阴，清虚火，佐以固涩。知柏地黄丸合水陆二仙丹化裁。山药12g，知母、黄柏、生地、山萸肉、茯苓、丹皮各10g，泽泻6g，芡实、金樱子各15g。水煎服。

2.心肾不交　肾阴亏虚而心火亢盛。症见:少寐多梦,梦中遗精,腰膝酸软,低热颧赤,心烦,心悸,健忘,尿黄,舌红少苔,脉细数。治则:滋肾阴清心火。三才封髓丹合黄连清心饮。天冬、生地各15g,人参(先煎)、黄柏各10g,生甘草、砂仁各6g。黄连、莲子肉、当归各10g,酸枣仁15g,茯神12g,远志6g,水煎服。

3.肾阳虚衰　遗精甚至滑精,腰膝酸软,小腹拘急,会阴部发凉,眩晕耳鸣,或形寒肢冷,阳痿早泄,精冷,夜尿多或尿少浮肿,尿色清白,面色㿠白无华,脉沉细,苔白滑,舌淡嫩有齿痕,治则:温补肾阳固精。右归丸加味:附子、熟地、当归各12g,菟丝子15g,山萸肉、山药、枸杞、杜仲、肉桂、鹿角胶各10g。可加生龙骨、生牡蛎各15g。水煎服。

遗精病人如虚热和虚寒症状,表现不明显,只是遗精,可用桂枝加龙骨牡蛎汤,调和阴阳固涩精液。

4.心脾两虚　遗精,失眠或多梦,四肢困倦,面色萎黄,食少便溏,心悸怔忡,劳累或思虑过度则遗精加重,舌质淡苔薄白,脉细弱。治则:补益心脾,益气摄精。归脾汤加龙骨牡蛎:党参、茯苓各20g,龙眼肉、酸枣仁、黄芪各15g,白术、当归各12g,甘草、远志、木香各6g,生龙骨、生牡蛎各20g。水煎服。

5.湿热下注　遗精频频,或尿时少量精液外流,小便赤黄浑浊或淋涩不爽,口苦或渴,心烦少寐,或大便臭秽,苔黄腻,脉滑数。治则:清利下焦湿热。萆薢分清饮为主方:车前子30g(包),丹参、茯苓各15g,莲子心、萆薢、黄柏各12g,白术、菖蒲各10g。或加龙胆草15g,苦参10g。水煎服。

6.肝火亢盛　多梦中遗泄,阳物易举,烦躁易怒,胸胁不舒,面目红赤,口苦咽干,小便短赤,舌红苔黄,脉弦数。治则:清肝泻火。龙胆泻肝汤加减:龙胆草、柴胡、生地各12g,车前子20g(包),山栀、黄芩、泽泻、木通、当归各10g,甘草6g。水煎服。

遗精一证,除用药物治疗外,要注意精神调养,减轻思想负担,排除杂念,节制性欲,戒除手淫,注意少食肥甘厚味以及辛辣刺激性食品。避免过劳,适当参加体力劳动和体育锻炼。

第六章　气血津液病证

第一节　郁病

一、概念

1.主症　以心情抑郁,情绪低落,胸部满闷,胁肋胀痛,善太息,或易怒欲哭,或失眠善忘,不思饮食,或咽中异物感等为主要表现。

2.病机要点　气机郁滞,脏腑功能失调。

二、病因病机

郁病病因可分内外两方面,外因为情志所伤,伤肝,伤脾,或伤心;内因为脏气易郁。

1.愤懑恼怒伤于肝　愤懑恼怒,肝失调达,气机阻滞,而成气郁。气为血帅,气行则血行,气郁气滞不畅,则血行不畅,而成血郁。若肝气横逆,影响脾胃,脾失健运,水湿内停,而成湿郁。若水湿内聚,凝而为痰,则成痰郁。气郁日久,热不疏泄,日久化火,则发生肝火上炎等病变而成火郁。若火郁日久,灼伤阴液,则导致肝阴不足。

2.忧愁思虑伤于脾　忧愁思虑,精神紧张,或长期伏案思索,使脾气郁结;或肝气郁结横逆侮脾,均可致脾失健运,不能消磨水谷,则致食积不消,而成食郁;不能运化水湿,水湿内停,则成湿郁;水湿内聚,凝为痰浊,则成痰郁。久郁伤脾,饮食减少,气血生化乏源,则可致心脾两虚。

3.悲哀忧愁伤于心　所愿不遂,悲哀忧愁,损伤心神,心失所养而发生一系列病变。若心气不足,则心悸,短气,自汗;心血亏虚,则心悸,失眠,健忘;心阴亏虚,心火亢盛,则心烦,低热,面色潮红,脉细数;心神失守,以致精神惑乱,则见悲伤欲哭、哭笑无常等多种症状。心的病变还会进一步影响到其他脏腑,如《灵枢·口问》说:"悲哀忧愁则心动,心动则五脏六腑皆摇。"

4.脏气易郁为内因　郁病的发生除与精神刺激的强度及持续时间的长短有关外,还与机体本身的状况有极为密切的关系。正如《杂病源流犀烛·诸郁源流》说:"诸郁,脏气病也,其原本于思虑过深,更兼脏气弱,故六郁之病生焉。六郁者,气、血、湿、热、食、痰也。"说明了机体的"脏气弱",是郁病发病的内在因素。

总之,郁病的病因在于情志内伤。病机为气机郁滞,脏腑功能失调。病变与心、肝、脾关系密切。

三、诊断

1.精神抑郁、情绪不宁、胸胁胀满疼痛是诊断郁病的重要依据。在此基础上,继发其他的郁滞,则会出现相应症状。

2.郁病多发生于中青年女性。患者多有焦虑、悲哀、忧愁、恐惧等情志内伤的病史。

各系统检查及实验室检查无阳性体征,除外器质性疾病。

四、鉴别诊断

1.郁病梅核气须与阴虚喉痹鉴别

表 6-1　梅核气与阴虚喉痹鉴别表

	梅核气	阴虚喉痹
发病性别	多见于青中年女性	多见于青中年男性
发病原因	因情志抑郁而发病	多因感冒、长期烟酒、嗜食辛辣而发病

续表

	梅核气	阴虚喉痹
临床表现	自觉咽中有物梗塞,咯之不出,咽之不下,无咽痛及吞咽困难	咽部除有异物感外,还有咽干,灼热,发痒,常咯出藕粉样痰块
是否与情绪有关	与情绪波动密切相关,心情愉快时症状可减轻或消失;心情抑郁时症状加重	与情绪波动无关

2.郁病脏躁须与癫病鉴别

表 6-2　脏躁与癫病鉴别表

	脏躁	癫病
发病人群	多发于中年女性	多发于青壮年,男女发病率无明显差异
病机要点	心神惑乱	阴阳失和,气火痰瘀蒙蔽心窍,神志失常
临床表现	悲伤欲哭,数欠伸,像如神灵所作,但可自制,一般不会自伤及伤害他人	表情淡漠,沉默痴呆,语无伦次,静而少动,缺乏自知自控能力

五、辨证论治

(一)辨证要点

1.辨病位　郁病的发生主要为肝失疏泄,脾失健运,心失所养。气郁、血郁、火郁主要关系于肝;食、湿、痰郁主要关系于脾;虚证主要与心的关系密切。

2.辨虚实　气郁、血瘀、化火、食积、湿滞、痰结等属实,而心失所养,脾失健运,肝阴不足等属虚。也有正虚邪实、虚实夹杂的证候,如既有肝气郁滞又有脾虚不运的症状。

(二)治则治法

理气开郁,怡情易性是治疗郁病的基本原则。对于实证,除理气开郁外,应根据是否兼有血瘀、化火、痰结、湿滞、食积,而分别采用化瘀、降火、祛痰、化湿、消食等法。虚证则根据损及的脏腑及气血阴阳亏虚的不同情况而补之,或养心安神,或补益心脾,或滋补肝肾。虚实夹杂者,则补虚泻实。

除药物治疗外,注重精神治疗对郁病极为重要。《临证指南医案·郁》称:"郁病全在病者能怡情易性。"

(三)分证论治

1.肝气郁结

【主症】 精神抑郁,情绪不宁。

【兼次症及舌脉】 善太息,胸部满闷,胁肋胀痛,痛无定处,女子月事不调,经前乳胀,脘闷嗳气,不思饮食,大便不调,舌质淡红,舌苔薄腻,脉弦。

【病机要点】 肝失疏泄,气机郁滞。

【治法】 疏肝解郁,理气和中。

【主方】 柴胡疏肝散。

2.气郁化火

【主症】 性情急躁易怒,胸胁胀痛。

【兼次症及舌脉】 口苦口干,头痛、目赤、耳鸣,或见嘈杂吞酸,大便秘结等。舌红,苔黄,脉弦数。

【病机要点】 热不疏泄,日久化火。

【治法】 疏肝解郁,清肝泻火。

【主方】 丹栀逍遥散。

3.血行瘀滞

【主症】 精神抑郁,胁肋刺痛。

【兼次症及舌脉】 性情急躁,头痛失眠,健忘,或见身体某处发热或发冷感。舌质紫暗,或有瘀点、瘀斑,苔薄,脉弦或涩。

【病机要点】 气机郁滞,血行不畅。

【治法】 理气解郁,活血化瘀。

【主方】　血府逐瘀汤。

4.痰气郁结

【主症】　精神抑郁,胸部闷塞。

【兼次症及舌脉】　胁肋胀满,咽中不适如有物梗塞,咽之不下,咯之不出,苔白腻,脉弦滑。

【病机要点】　肝郁脾虚,聚湿生痰,痰气郁结。

【治法】　行气开郁,化痰散结。

【主方】　半夏厚朴汤。

5.心阴亏虚

【主症】　精神抑郁,心悸,健忘。

【兼次症及舌脉】　失眠,多梦,五心烦热,盗汗,口干咽燥,舌红少津,脉细数。

【病机要点】　情志过极,耗伤心阴。

【治法】　滋阴养血,补心安神。

【主方】　天王补心丹。

6.心脾两虚

【主症】　多思善虑,头晕神疲。

【兼次症及舌脉】　心惊胆怯,失眠,健忘,纳呆,面色无华,舌质淡,苔薄白,脉细。

【病机要点】　忧愁思虑,耗伤心脾。

【治法】　益气补血,健脾养心。

【主方】　归脾汤。

7.肝阴亏虚

【主症】　眩晕,耳鸣,目干畏光,视物昏花。

【兼次症及舌脉】　头痛且胀,面红目赤,急躁易怒,或肢体麻木,筋惕肉瞤,舌干红,脉弦细或数。

【病机要点】　阴亏阳亢,扰动心神。

【治法】　滋养阴精,补益肝肾。

【主方】　滋水清肝饮。

8.心神惑乱

【主症】　精神恍惚,心神不宁,多疑易惊,悲忧善哭,喜怒无常。

【兼次症及舌脉】　时时欠身,或手舞足蹈,舌质淡,脉弦。

【病机要点】　肝郁气耗,心神失养。

【治法】　甘润缓急,养心安神。

【主方】　甘麦大枣汤。

第二节　血证

血证是由多种原因引起的火热熏灼或气虚不摄,致血液不循常道,或上溢于口鼻诸窍,或下泄于前后二阴,或渗出于肌肤所形成的疾患,称为血证。即非生理性出血疾患称为血证。血证常见病证有鼻衄、齿衄、咯血、吐血、便血、尿血、紫斑,血液系统疾病、感染性疾病及局部血管损伤出血均可参照血证辨证论治。

一、病因病机

血证的主要病因有感受外邪、饮食不节、情志过极、劳欲久病等。感受外邪以阳邪为主,如风、燥、热毒等,其中以热邪为多。过食辛辣厚味醇酒,既可滋生湿热,又可损伤脾胃。忧思郁怒,过极化火,迫血妄行。劳欲过度,伤及正气,或久病之后,脏腑受损,阴阳气血亏虚;久病入络,血脉瘀滞。本证的主要病机可归纳为火盛气逆,迫血妄行;气虚不摄,血溢于外;瘀血阻络,血不循经三个方面。

二、辨证论治

1.辨证要点

(1)辨外感内伤:外感病急,为病程短,起病多有表证,兼见外感风寒,风热者病在肺卫,内伤多脏腑,气血阴阳失和的表现。

(2)辨有火无火:无火者则见气虚或瘀血见证;有火者,当辨实火或虚火。

(3)辨证候虚实:根据病程,临床证候及出血情况,新病血证多实;久病多属虚证。

2.治疗原则　血证的治疗,应掌握治气、治火、治血三大原则与急救处理。治气,实证当清气降气,虚证当补气益气;治火,实火当清热泻火,虚火当滋阴降火;治血,选用凉血止血,收敛止血,活血止血。当血出暴急量多时,必须辨其虚实而急救之。

（一）鼻衄

鼻衄指鼻腔出血,又为鼻出血,它是血证中最常见的一种。多由火热迫血妄行所致,以肺热,胃热,肝火为常见。少数可由正气亏虚,血失统摄引起。鼻道血液外溢而非因外伤,倒经所致者,均可诊断为鼻衄。

1.应急措施　①用湿毛巾或冰袋冷敷额部及鼻根部;②将百草霜,血余炭,用棉花球蘸上药末塞入鼻内;③鼻衄不止,可用大蒜捣如泥,作饼,贴敷同侧涌泉穴;④手指按压上星、印堂穴。

2.分证论治

(1)邪热犯肺

主证:鼻出血而干,口干咽燥,或兼身热,咳嗽少痰;舌质红,舌苔薄,脉数。

治法:清热泄肺,凉血止血。

方药:桑菊饮加减。桑叶 10g,菊花 12g,杏仁 10g,桔梗 6g,连翘 20g,生甘草 6g,薄荷 6g,芦根 30g,

(2)胃热炽盛

主证:鼻出血或兼齿衄,血色鲜红,口渴欲饮,鼻干,口干臭秽,烦躁便秘;舌红,苔黄,脉数。

治法:清胃泻火,凉血止血。

方药:玉女煎加减。麦冬 12g,生地黄 20g,牛膝 10g,石膏 30g,知母 10g。

（3）肝火上炎

主证：鼻出血，头痛，目眩，耳鸣，烦急易怒，面红目赤，口苦；舌红，苔黄，脉弦数。

治法：清肝泻火，凉血止血。

方药：龙胆泻肝汤加减。龙胆草10g，栀子10g，黄芩10g，柴胡5g，生地黄10g，当归10g，车前子10g，泽泻10g，木通6g，生甘草6g。

（4）气血亏虚

主证：鼻出血，或兼齿衄，肌衄，神疲乏力，面色苍白，心悸，夜寐不安；舌淡，脉细无力。

治法：补气摄血。

方药：归脾汤加减。党参15g，白术10g，黄芪20g，当归10g，炙甘草6g，茯神15g，远志10g，酸枣仁10g，木香6g，龙眼肉10g，生姜3g，大枣10g。

3.单验方

（1）茜草根、艾叶各30g，研末蜜丸，乌梅9g，煎汤送服。治虚寒性鼻衄。

（2）鲜仙鹤草、小蓟、墨旱莲捣汁内服。

（3）仙鹤草茶：取仙鹤草15g，水煎代茶饮。

（二）齿衄

齿衄是指齿龈出血，又称牙衄。齿衄主要与胃肠及肾的病变有关。血自齿龈或齿缝外溢，且排除外伤所致者，即诊为齿衄。其治疗可参照"吐血"相关等证进行辨证论治。

（三）咯血

血由肺而出，或痰中常有血丝，或痰血相兼，或纯血鲜红，间夹泡沫，均称为咯血。咯血由肺络受损，血溢脉外而致。咯血也称为嗽血或咳血。

1.诊断依据　①多有慢性咳嗽、痰喘、肺痨等肺系病证；②血由肺出，经气道随咳嗽而来，或觉得喉痒胸闷，一咯即出，血色鲜红，或夹有泡沫,或痰中带血,痰血相兼;③实验室检查如白细胞及分类、血沉、痰培养细菌、痰检查抗酸杆菌及脱落细胞以及肺部 X 线、支气管镜检或造影、胸部 CT 等有助于明确咯血的原因。

2.鉴别诊断　　主要咯血与吐血的鉴别,咯血与吐血均经口出,但截然不同。咯血是由肺而来,经气道咳嗽而出,血色多为鲜红,血色紫黯,常混有痰液,咯血之前多有咳嗽、喉痒、胸闷等症状。而呕血是由胃而来,经呕吐而出,常夹有食物残渣,吐血之前多有胃脘不适或胃痛、恶心呕吐等症状,吐血后无痰中带血。但大便多呈黑色。

3.辨证论治

(1)分证论治

①燥热伤肺

主证:喉痒咳嗽,痰中带血,口干鼻燥,或有身热;舌红少津,苔薄黄,脉数。

治法:清热润肺,宁络止血。

方药:桑杏汤加减,桑叶 10g,杏仁 10g,沙参 10g,贝母 10g,栀子 10g,淡豆豉 6g,梨皮 10g。

②肝火犯肺

主证:咳嗽阵作,痰中带血或纯血鲜红,胁肋胀痛,烦躁易怒,口苦;舌质红,苔薄黄,脉弦数。

治法:清肝泻肺,凉血止血。

方药:泻白散合黛蛤散加减。桑白皮 10g,地骨皮 10g,海蛤壳 10g,甘草 6g,青黛 6g。

③阴虚肺热

主证:咳嗽痰少,痰中带血,或反复咯血,血色鲜红,口干咽燥,颧红,潮热盗汗;舌质红,脉细数。

治法:滋阴润肺,宁络止血。

方药:百合固金丸加减。生地黄 10g,熟地黄 10g,麦冬 10g,贝母 10g,百合 10g,当归 10g,炒芍药 10g,甘草 6g,玄参 10g,桔梗 3g。

(2)单验方及食疗方

①新鲜仙鹤草250g,捣汁,加入藕汁1盅,炖热后待凉服。

②生萝卜捣汁,半盏,加盐少许内服。

③白茅根30g,水煎,用童便1盅冲服。

④百合粥:取百合60g,大米250g,白糖100g。洗净大米、百合,加水适量,先置武火上烧沸,再以文火煨熬,等熟烂时加入白糖或盐即成,每天食3~5次。用于肺痨久咳,咳痰唾血。

(3)针灸疗法:针鱼际、内关、外关、孔最、郄门、膈中、膻中穴,每次选3~5穴,泻法。

(4)外治法:大蒜泥敷贴涌泉穴,取新鲜大蒜1头去皮,捣碎成泥状,称取9g,并加硫黄末6g,肉桂末3g,冰片3g,研匀后分涂两块纱布上,敷贴于涌泉穴(双),隔日调换1次。用于咯血中等量以上的患者,对肺阴虚、虚阳上亢咯血者疗效尤为显著。

(四)吐血

吐血是指血由胃来,经呕吐而出,血色红或紫黯,常夹杂有食物残渣,亦称呕血。

1.诊断依据　①有胃痛、胁痛、黄疸、痞积等宿积;②发病急骤,吐血前多有恶心、胃脘不适、头昏等症;③血随呕吐而出,常可夹食物残渣及胃内容物,血色为紫黯色、咖啡色,也可为鲜红色,大便色黑,光亮如漆状;④实验室检查,呕吐物及大便隐血试验阳性。纤维胃镜、上消化道钡餐造影、B超等检查可进一步明确吐血原因。

2.辨证论治

(1)应急措施:根据病情选择止血方法。①大黄粉(或醇提片),每次3g,3/d,口服。②云南白药,每次0.5~1g,3/d,口服。③三七粉或白及粉,每次3g,3/d。④紫地宁血散,每次2安瓿(8g),4/d,口服;或用本药30安瓿溶于1500ml凉开水中,冻至3~4℃,每次经胃管注入胃内500ml,协助患者左右转动体位,使药液与胃各部分接触,随即抽出,反复2~3次,然后再注入200ml保留胃内,1~3/d,出血停止24h后,拔出胃管改为口服。⑤内镜下局部止血。

（2）分证论治

①胃热壅盛

主证：脘腹胀闷，甚则作痛，吐血色红或紫黯，常夹有食物残渣，口臭，便秘或大便色黑，苔黄腻，脉滑数。

治法：清胃泻火，化瘀止血。

方药：泻心汤合十灰散加减。药用黄芩10g，黄连6g，大黄10g，大蓟10g，小蓟10g，侧柏叶10g，荷叶10g，茜草根10g，栀子10g，白茅根30g，牡丹皮10g，棕榈皮6g。

②肝火犯胃

主证：吐血色红或紫黯，口苦胁痛，心烦易怒，寐少梦多；舌质红绛，脉弦数。

治法：泻肝清胃，凉血止血。

方药：龙胆泻肝汤加减。药用：龙胆草10g，栀子10g，黄芩10g，柴胡5g，生地黄10g，车前子10g，泽泻10g，木通6g，当归10g。

③气虚血溢

主证：吐血缠绵不休，时轻时重，血色黯淡，神疲乏力，心悸气短，面色苍白；舌质淡，脉细弱。

治法：健脾益气，摄血止血。

方药：归脾汤加减（见鼻衄）。

（3）单验方及食疗方

①大蓟草、白茅根、藕节各30g，煎服，也可加韭菜汁少许1次服下。

②鲜芦根90g，生侧柏、仙鹤草各30g，煎服。

③参三七、白及、生大黄按2∶2∶1比例研成药末，每服3～4.5g，3～4/d，温开水调服。

④仙鹤草、冰糖按1∶2用量比例制成膏滋，每次15g，2/d。

⑤生地黄汁、鲜芦根汁、白及粉、藕粉各适量，温开水调成糊状口服。

（五）便血

便血是指血从肛门排出体外,无论在大便前或大便后下血,或单纯下血,或与粪便混杂而下,均称为便血。便血多由肠道湿热及脾胃虚寒而致胃肠之脉络受损所引起。

1.诊断依据　便血有胃痛、腹痛、胁痛、积聚等病史,大便色鲜红,黯红或紫黯,甚至黑如柏油样,实验室检查大便隐血试验阳性。

2.鉴别诊断　便血之远血与近血鉴别:便血有远血、近血之分,远血多色黯,先便而后血;近血多色鲜,先血而后便。但常是血便相混而下,难于辨其前后,故可从便血鲜色加以鉴别,便血鲜红者为近血,便血色紫黯者为远血。

3.辨证论治

（1）应急措施。

（2）分证论治

①肠道湿热

主证:便血色红,大便不畅或稀溏,或有腹痛,口苦;舌红,苔黄腻,脉濡数。

治法:清热化湿,凉血止血。

方药:地榆散加减。药用:生地榆 10g,茜草 10g,栀子 10g,黄芩 10g,黄连 10g,茯苓 10g,槐花 10g,侧柏叶 10g。

②气虚不摄

主证:便血色黯,食少,体倦,面色萎黄,心悸,少寐;舌淡,脉细。

治法:益气摄血。

方药:归脾汤加减（见鼻衄）。

③脾胃虚寒

主证:便血色黯,甚则黑色,腹部隐痛,喜温喜按,喜热饮,面色不华,神倦少气,懒言,便溏;舌淡,脉细。

治法:健脾温中,益气止血。

方药:黄土汤加减。药用:灶心黄土 30g,白术 10g,附子 10g,地黄

10g,黄芩 10g,阿胶 10g,甘草 10g。

（3）单验方

①侧柏叶、白及各 10g,共研细末,每次 3～6g,2/d 冲服。

②乌贼骨、白及、甘草各等量,共研细末,每次 3g,3/d。

③猪肠芫荽羹:鲜猪大肠 30g,芫荽 60g,洗净煮熟,空腹 1 次食之。用于胃热或湿热未清之便血。

④猪肠汤:猪大肠 90g,加黄连、木香末各 30g。将猪大肠洗净,黄连、木香末填入肠内,扎紧两头,用米醋煮烂,分 3 次空服之。用于胃热、湿热之便血。

⑤猪肠槐米汤:猪大肠 120g,槐米 15g,同入瓦锅内,加水适量,煮 3～4h,去渣顿服,1/d,连服数天。

（4）针灸疗法:便血属实热者可配合针刺曲池、大椎、三阴交穴,用泻法;属虚寒者可取足三里、太白、脾俞、肾俞等穴,针用补法或温针,或艾灸百会、气海、关元、命门等穴。

（六）尿血

尿血是指小便中混有血液甚至血块的病证。因出血量的多少不同,小便呈淡红色、鲜红色、茶褐色。尿血多为热伤脉络,脾肾不固所致。

1.诊断依据　小便中混有血液或夹有血丝、排尿时无疼痛,实验检查,小便在镜下可见红细胞。

2.鉴别诊断　尿血与血淋的鉴别:血淋和尿血均可见血随尿出,鉴别点是在排尿时疼痛与否,小便时不痛或痛不明显者,为血尿;排尿时尿血伴有疼痛兼有小便滴沥涩痛者为血淋。

3.辨证论治

（1）应急措施:尿血量多者,当先行止血,可选用:①云南白药,每次 1g,4～6/d,口服。②生三七粉,每次 1g,3～4/d,吸取。③紫珠草 50g,水煎 300ml,3/d,口服,或紫珠草片,每片 0.3g,每次 4～6 片,4/d,口服。

（2）分证论治

①下焦热盛

主证：小便黄赤灼热，尿血鲜红，心烦口渴，面赤生疮，夜寐不安；舌红，脉数。

治法：清热泻火，凉血止血。

方药：小蓟饮子加减。药用：小蓟10g，生地黄10g，藕节10g，栀子10g，木通6g，竹叶10g，滑石10g，当归10g，炒蒲黄10g，生甘草3g。

②肾虚火旺

主证：小便短赤带血，头晕耳鸣，神疲，颧红潮热，腰膝酸软；舌红，脉细数。

治法：滋阴降火，凉血止血。

方药：知柏地黄丸加减。药用知母10g，黄柏10g，熟地黄10g，山茱萸10g，山药10g，茯苓10g，牡丹皮10g，泽泻10g。

③脾不统血

主证：久病尿血，面色不华，体倦乏力，气短声低，或兼齿衄、肌衄；舌质淡，脉细弱。

治法：补脾摄血。

方药：归脾汤加减。

④肾气不固

主证：久病尿血，色淡红，头晕耳鸣，精神困惫，腰脊酸痛；舌质淡，脉沉细。

治法：补益肾气，固摄止血。

方药：无比山药丸加减。药用：山药10g，肉苁蓉10g，熟地黄10g，山茱萸10g，茯神10g，菟丝子10g，五味子6g，赤石脂10g，巴戟天10g，泽泻10g，杜仲10g，牛膝10g。

（3）单验方

①白茅根30～60g，水煎服。治热证尿血。

②鲜车前草、鲜藕、鲜小蓟草各60g，共捣汁，空腹服。治各种尿血。

③车前茅根汤：车前草、白茅根各 30g，白糖适量，水煎后去渣，加白糖代茶饮。用于膀胱湿热之尿血。

（4）针灸疗法：心火亢盛者，针刺大陵、小肠俞、关元穴，施加泻法，大敦穴以三棱针刺血。脾肾两亏者，针刺脾俞、肾俞、气海、三阴交穴，施补法，三阴交亦可平补平泻，气海穴宜导出针感向阴部放射，可在针柄上用艾卷灸之。

（七）紫斑

紫斑是指血液溢出于肌肤之间，皮肤表现青紫斑点或斑块的病证，亦有称为肌衄者。

1.诊断依据　①肌肤出现青紫斑点，小如针尖，大者融合成片，压之不褪色；②紫斑好发于四肢，尤以下肢为甚，常反复发作；③重者可伴有鼻出血、齿衄、尿血、便血及崩漏；④小儿及成人皆可患此病，以女性多见；⑤血、尿常规，大便隐血试验，血小板计数，出凝血时间、血管收缩时间，凝血酶原时间，毛细血管脆性试验及骨髓穿刺等，有助于诊断。

2.辨证论治

（1）应急措施：可选用口服止血药。①水牛角 60g，水煎服；②紫珠草粉 5g，4/d，吞服；③阿胶 15g，1～2/d，烊化服；④田七粉 3g，4/d，吞服。

（2）分证论治

①血热妄行

主证：皮肤发斑，斑色鲜红或黯红，甚则紫红，融合成片，起病急骤，常兼有鼻衄、尿血、便血，或伴发热，烦渴，尿赤便秘，或伴有发热恶风，头痛；舌质红，苔黄，脉弦数或滑数。

治法：清热泻火，凉血止血。

方药：犀角地黄汤合化斑汤加减。药用：水牛角 30g，生地黄 15g，生石膏 60g，知母 10g，玄参 15g，赤芍 10g，牡丹皮 10g。

②阴虚火旺

主证：斑色鲜红或紫黯，时发时止，起病较缓慢，伴头晕目眩，五心烦热,潮热盗汗,腰膝酸软,心烦少寐,口燥咽干;舌红少苔或无苔,脉细数。

治法:滋阴降火,凉血止血。

方药:茜根散合大补阴丸加减。药用:黄柏 10g,茜草 10g,生地黄 10g,龟甲 10g,知母 10g,黄芩 10g,侧柏叶 10g,阿胶 10g,墨旱莲 10g。

③气虚不摄

主证:紫斑色紫黯淡,散在出现,时起时消,反复发作,病程轻长,伴面色苍白或萎黄,神疲乏力,心悸气短,纳呆腹胀,便溏溲清;舌淡,苔薄白,脉细弱。

治法:健脾养心,益气摄血。

方药:归脾汤加减。

④瘀血内阻

主证:久病不愈,斑色紫黯,面晦黯或唇甲青紫,胸或腰腹疼痛,痛有定处;舌紫黯有瘀斑,脉涩。

治法:活血化瘀,消斑止血。

方药:桃红四物汤加减。药用:桃仁 10g,红花 10g,当归 10g,川芎 10g,丹参 20g,鸡血藤 20g,三七 6g,生地黄 10g,赤芍 10g。

(3)单验方

①白茅根、藕节各 15g,白及粉 3g。前二味煎水取汁,入白及粉共饮服,每日 1 剂,分早晚 2 次服。

②升麻、鳖甲、玄参、生地黄各 10～15g,水煎服,每日 1 剂,分 3 次服。

③茜草、白茅根、槐花 10～15g,水煎,分 2 次服。

(4)针灸疗法:针刺膈俞、脾俞、涌泉、血海、三阴交等穴,1/d,每次选 2～3 穴。

三、预防

增强体质,注意防寒保暖,避免感受外邪;饮食有节,勿过食辛辣、烟酒,保持大便每日通畅,以免助火动血;保持精神愉快,防止气郁化火;坚持劳逸结合,避免劳倦过度,耗伤正气;加强防护措施,避免接触或服食与血证发生有关的物品及食物。积极防治血证的原发疾病。注重生活调摄。

第三节　汗证

时时汗出,动则加重者为自汗。睡中汗出,醒来即止者为盗汗。出汗本是人体一种正常生理现象,当天气炎热或人体剧烈活动时,人体汗腺便分泌汗液,通过汗液的蒸发而放散大量体热,以防体内淤热,从而维持机体的体温恒定。但如不是在上述情况下,异常汗出即为病态。

一、疾病诊断

自汗、盗汗可见于西医学的多种疾病,有时可成为主要症状。

1.感冒　患者有感冒病史,发热恶寒,头身疼痛,往往以上症状消失后,遗留自汗症状。

2.自主神经功能紊乱　汗腺分泌受交感神经的支配,当自主神经功能紊乱如因精神过度紧张,可引起自汗,多伴有心率加快,腹胀、食欲不振等其他植物神经功能紊乱的症状。此种病人目前各种检查均无阳性发现。

3.甲状腺功能亢进症　多汗、怕热,皮肤潮湿,易兴奋,急躁好动,易怒、易饥饿,乏力,心悸,心律失常,手震颤,有时伴有腹泻。典型病人具有甲状腺肿大,突眼,心动过速。基础代谢率增高。化验 T_3、T_4 升高。

4.结核病　包括肺结核、结核性胸膜炎、肠结核、肾结核、脊椎结核、膝关节结核以及身体其他部位的结核。盗汗,午后潮热,疲乏无力,食欲不振,体重减轻,脉率快,心悸等。此外表现相应部位的症状。结核菌素试验阳性,血沉加快,X线拍片可协助诊断。

引起自汗、盗汗的疾病还有风湿热、低血糖及某些传染病的急性期和恢复期,当以自汗或盗汗症状为主要表现时,均可参考本篇辨证治疗。

二、辨证治疗

辨证自汗、盗汗,首辨寒热虚实,一般来讲自汗多属气虚,卫外失司。盗汗多属阴虚,阳气外越。故有"古云盗汗属阴虚,自汗阳虚卫外疏"之说,但这只是一般情况,临床上要具体情况具体分析。

1.营卫失和 汗出恶风,周身酸痛或微发热,头痛,脉浮缓,苔薄白。治则:调和营卫。桂枝加龙骨牡蛎汤:桂枝10克,芍药12克,大枣10个,生姜、甘草各6克。加生龙骨、生牡蛎各15克。水煎服。若感冒后总是自汗出,恶风畏寒,动则益甚,宜用上方加附子10克。

2.脾肺气虚 自汗或小儿夜间盗汗,体弱纳少,汗出恶风,面色萎黄少华,脉弱,苔薄白。治则:补益脾肺,益气固表。玉屏风散加味:黄芪、白术各60克,防风30克。可加党参60克,生龙骨、生牡蛎各30克,为末。每服3克,一日3次。

3.心血不足 睡则汗出,心悸少寐,神疲乏力,面色苍白无华,舌淡苔薄,脉细。治则:补养心血,敛阴止汗。柏子仁汤为主方:白术、枣肉各12克,半夏6克,牡蛎、麻黄根各15克,人参、五味子各10克。可加当归12克。水煎服。

4.阴虚火旺 睡中盗汗,醒则汗收,伴虚烦少眠,骨蒸潮热,五心烦热,形体消瘦,女子可有月经不调,男子梦遗。脉细数,舌红少苔。治则:滋阴清热敛汗。当归六黄汤:当归12克,生地、熟地各10克,黄芪15克,黄连、黄芩、黄柏各6克。水煎服。可加五味子、乌梅各10克,加强滋阴敛汗作用。

5.里热外蒸 蒸蒸汗出,或头汗出或手足多汗。发热,面目红赤,口干口渴,喜冷饮,呼吸气粗,胸腹胀满,烦躁不安,大便干结,脉洪大或滑数,或沉实,舌质红苔黄腻或黄燥。治则:清泄里热。白虎汤加味:生石膏 20 克,知母 12 克,甘草 6 克。粳米 15 克。可加连翘 12 克,银花 30 克,玄参 15 克。水煎服。此方对外感化热者适宜,若平素心膈积热或胃热者,可用凉膈散,大黄、朴硝、甘草各 2g,连翘 3g,栀子、黄芩、薄荷各 lg,淡竹叶 5 片,上细切,作一服,水一盏,煎至八分,去渣,入蜜一匙,和匀服。

除以上各证外,治疗自汗、盗汗常用单验方:①仙鹤草 30 克,红枣 15 克,煎服,用于盗汗。②温粉方:煅龙骨、煅牡蛎每 10 克。生黄芪 15 克,粳米粉 30 克。共研组末,以稀疏绢包,缓缓扑于肌肤,治自汗、汗出过多。③五倍子为末,以唾液调,填脐中,外用纱布固定,用于盗汗。④白矾、葛根各 20 克。煎水洗手足,一日数次,治手足汗多。

临床上除自汗、盗汗外,还有黄汗、战汗、绝汗等,统称为汗症,因后三种症候较少见,故在此略去。

汗出过多,容易感受外邪,因此在护理上要注意避风,此外要注意加强锻炼,增强体质,使皮肤腠理固密。

第四节　消渴

一、概念

1.主症　以多饮、多食、多尿或尿有甜味,乏力或体重减轻为典型表现的病证。

2.病机要点　热伤气阴。

二、病因病机

消渴病的病因与体质因素及过食肥甘、情志失调、劳倦过度、药石所伤以及外感邪毒等有关。其中,体质因素是其发病的内在基础,热伤气阴病机贯穿消渴病病程始终。

1.体质因素　先天禀赋不足,后天失养,体质偏颇是引起消渴病的重要内因。素体胃热、肾阴不足,或肝旺气郁体质者,容易发生消渴病。

2.饮食失节　过食肥甘醇酒,辛辣香燥,煎炸烧烤,可内生湿热、痰火,或有胃肠结热,诸热伤阴耗气,则可发为消渴病。

3.情志失调　过度精神刺激,如郁怒伤肝,肝气郁结,郁久化火,郁热伤阴耗气,或劳心竭虑,营谋强思等,阳气过用,五志化火,消灼阴津,可发为消渴病。

4.年老劳倦　高年体虚,或劳倦过度,暗耗阴血,房事不节,重伤肾精,可发为消渴病。

5.外感邪毒　风热外犯,或外感温热毒邪,可致邪热内结,耗伤气阴,而致消渴病发生。

6.药石所伤　药石燥烈,伤阴劫液,可致消渴病发生。

总的说来,消渴病热是其因,虚是其变,热伤气阴病机实际上贯穿消渴病病程始终。病位在于脾胃肝肾,可兼及多脏。久病多虚,可表现为阴虚、气虚、气阴两虚甚至阴阳俱虚。正气不足,易受外邪,阴虚、气阴两虚,也可内生邪毒,所以常继发疮疡、瘰疬、淋浊诸疾。久病血瘀,络脉瘀结,变生胸痹心痛、中风、水肿、关格、痿痹、脱疽、视瞻昏渺等病。

三、诊断

1.口渴多饮、多食易饥、尿频量多或尿有甜味、乏力或形体消瘦为典型表现。

2.症状不典型者,仅见乏力、咽干、阴痒者,病久常并发眩晕、肺痨、胸痹心痛、中风、雀目、疮痈等。严重者可见烦渴、头痛、呕吐、腹痛、呼吸短促,甚或昏迷厥脱危象。

3.本病多发于中年以后,以及嗜食膏粱厚味、醇酒炙煿之人。若有青少年期即罹患本病者,一般病情较重。由于本病的发生与禀赋偏颇有较为密切的关系,故消渴病的家族史可供诊断参考。

空腹血糖、餐后 2 小时血糖、糖化血红蛋白、葡萄糖耐量试验等有助诊断。

四、鉴别诊断

消渴病须与瘿气病、渴利相鉴别

表 6-3　消渴病与瘿气病、渴利鉴别表

	消渴病	瘿气病	渴利
病因	体质因素,加以情志失调、饮食不节等	情志内伤和饮食及水土失宜,但也与体质因素有密切关系	素体肾虚,情志、劳倦所伤
病机要点	热伤气阴	气滞、痰结、血瘀、肝旺阴虚	热伤津液,肾虚不固
颈部结块	无瘿肿	颈部一侧或两侧肿大结块无瘿肿	
多饮多食多尿消瘦	多饮、多食、多尿、消瘦,也有临床症状不典型者	多食、消瘦,无多饮、多尿	多饮,多尿,无多食、消瘦
兼症	可有尿甜、乏力体倦	烦热、易汗、性情急躁易怒、眼球突出、手指颤抖、面部烘热、心悸不宁、心烦少寐,无尿甜	具体病因不同可表现为不同的临床症状,一般无尿甜

五、辨证论治

(一)辨证要点

1. **辨病位**　消渴病病位主要在脾胃肝肾,并可涉及心、肺。临床上有侧重于脾胃,侧重于肝、侧重于肾的不同。

2. **辨标本虚实**　消渴病多本虚标实,本虚证常见阴虚、气阴两虚、阴阳俱虚,标实证有热、郁、痰、瘀之分。本虚与标实两者互为因果,常因病程长短及病情轻重的不同,而本虚和标实之表现各有侧重。一般初病多以内热为主,病程较长者则内热与阴虚、气虚互见。进而可表现为气阴两虚,甚至阴阳俱虚之证。

（二）治则治法

1.消渴病以清热、益气、养阴为基本治法。

2.清热治法应结合脏腑辨证，或清泄胃肠结热，或清解肝经郁热，或清化脾胃湿热。

3.病久入络，常见血瘀，则又当在以上各法中，适当佐以化瘀散结、活血通络之品。

（三）分证论治

1.本虚证

（1）阴虚津亏

【主症】　口渴引饮，咽干舌燥。

【兼次症及舌脉】　五心烦热，尿黄便干，或有盗汗，舌红或瘦，苔少甚至光红，脉象细数。

【病机要点】　肝肾亏虚，阴津耗伤。

【治法】　滋补肝肾，养阴增液。

【主方】　六味地黄汤合增液汤。

（2）气阴两虚

【主症】　神疲乏力，口渴喜饮，口干咽燥，小便频多。

【兼次症及舌脉】　气短懒言，五心烦热，腰膝酸软，大便偏干，舌淡红，或嫩红，苔少，脉细数无力。

【病机要点】　脾肾不足，气阴两虚。

【治法】　健脾益气，滋阴补肾。

【主方】　参芪地黄汤、易老麦门冬饮子合生脉散。

（3）阴阳两虚

【主症】　口干多饮，夜尿频多。

【兼次症及舌脉】　五心烦热，畏寒神疲，腰膝酸冷，四肢无力，汗多易感，性欲淡漠，男子阳痿，大便不调，舌体胖大，舌苔少，或有白苔，脉沉细，或沉细数而无力。

【病机要点】　肾阳虚衰，真阴不足。

【治法】　培元固肾,滋阴助阳。

【主方】　金匮肾气丸合右归丸。

2.标实证

(1)胃肠热结

【主症】　口渴多饮,消谷善饥。

【兼次症及舌脉】　大便干结,数日一行,舌燥口干,心胸烦热,舌质红,苔黄干,脉象滑利而数。

【病机要点】　内热化火,蕴结胃肠。

【治法】　清胃泻火,通腑泄热。

【主方】　增液承气汤合三黄丸。

(2)湿热困脾

【主症】　纳食不香,口干黏腻。

【兼次症及舌脉】　头晕沉重,脘腹胀闷,大便不爽,小便黄赤,或尿频涩痛,小便浑浊,舌质红,舌苔黄腻,脉象滑数,或弦滑而数。

【病机要点】　湿热内蕴,困阻脾土。

【治法】　芳香化湿、苦寒清热。

【主方】　三仁汤、黄连平胃散合四妙散。

(3)肝经郁热

【主症】　口苦咽干,口渴引饮。

【兼次症及舌脉】　胸胁满闷,太息频频,头晕目眩,烦躁易怒,失眠多梦,小便黄赤,舌质红,苔薄黄,脉弦数。

【病机要点】　湿热阻滞,肝经郁热。

【治法】　泄热化湿,清肝解郁。

【主方】　小柴胡汤、大柴胡汤合栀子清肝饮。

(4)肝阳上亢

【主症】　头痛眩晕,口苦咽干。

【兼次症及舌脉】　颜面潮红,耳鸣耳聋,躁烦易怒,失眠多梦,腰膝酸软,小便黄赤,舌边红,苔黄,脉弦。

【病机要点】　阴虚肝旺.肝火上炎。

【治法】　平肝息风,滋阴潜阳。

【主方】　天麻钩藤饮。

(5)气机郁滞

【主症】　情志抑郁,太息频频。

【兼次症及舌脉】　胸胁苦满,脘腹胀满,少腹不舒,或妇女月经不调,舌苔起沫,脉弦。

【病机要点】　肝郁气滞,木壅乘土。

【治法】　疏肝理气,柔肝健脾。

【主方】　逍遥散。

(6)痰湿阻滞

【主症】　体形肥胖,口中黏腻。

【兼次症及舌脉】　四肢沉重,神疲嗜睡,脘腹胀满,舌苔白腻,脉象滑或濡缓。

【病机要点】　痰湿中阻,脾失健运。

【治法】　化痰除湿,健脾助运。

【主方】　二陈汤、白金丸合指迷茯苓丸。

(7)血脉瘀滞

【主症】　口渴但欲漱水不欲咽,夜间为甚。

【兼次症及舌脉】　肌肤甲错,妇女月经不调,经血紫暗,口唇色暗,颜面瘀斑,或腹部有压痛;舌质紫暗,脉弦,或艰涩不畅。

【病机要点】　瘀血阻滞,脉络失和。

【治法】　活血化瘀,通络行滞。

【主方】　桃红四物汤、桃核承气汤合下瘀血汤。

应该指出的是,消渴病辨证虽分列本虚三证、标实七证,实际临床常是本虚一证与标实一证或数证同时存在,所以治疗关键在处理好本虚与标实、治本与治标的关系问题。一般说来,病情稳定的情况下,治本为主,兼以治标,或治本、治标并重;病情急变的情况下则往往是治标为主,兼以治本,或先治标,后治本。

第五节　痰饮

一、概念

1.主症　体内水液异常停积于某些部位的疾病。根据水液停积的部位不同,又分为痰饮、悬饮、溢饮、支饮四类。狭义的痰饮指水液停积于胃肠的类型。

2.病机要点　三焦气化失司,水液运化输布失常。

二、病因病机

病因包括寒湿浸渍,饮食不节,劳欲所伤,或素体阳虚,肥胖湿盛,年老多病等。病位主要在肺、脾、肾。基本病机是阳虚阴盛,病性为本虚标实。

1.寒湿浸渍,积而成饮　寒湿之邪,易伤阳气。如环境寒冷潮湿,或冒雨涉水,经常坐卧湿地等,寒湿浸渍,由表及里,致中阳受困,运化无力,水湿停聚而为痰饮。

2.饮食不节,伤及脾阳　恣食生冷,或暴饮暴食,均可阻遏脾阳,致中州失运,水湿聚而为饮。

3.劳欲久病,脾肾阳虚　水液属阴,全赖阳气之温煦蒸化输转。若因劳欲太过,或年高久病,素体阳虚,脾肾阳气不足,水谷不得运化输布停聚为饮。体虚气弱之人,一旦伤于水湿,更易停蓄致病。

总之,水液的输布排泄依靠肺脾肾和三焦的作用。若肺之通调涩滞,脾之转输无权,肾之蒸化失职,三者互为影响,三焦气化失司,阳虚水液不运,必致停积为饮。

三、诊断

1.痰饮病证的诊断,应综合临床症状,痰饮停积的部位及舌象、脉象变化来确定。

2.支饮者,见咳逆喘息,痰白量多;悬饮者见咳嗽、气急,胁肋胀痛;痰饮者,见心下痞满,胃肠间漉漉有声,呕吐清水痰涎;溢饮者见身痛困重,肢体浮肿。舌苔白滑或厚腻,或舌淡体胖,脉象多为沉弦而滑。

3.X线、内窥镜、胃肠动力学检查、痰培养等理化检查有助于诊断。

四、鉴别诊断

1.痰饮须与痰、水、湿相鉴别

表6-4　痰饮与痰、水、湿鉴别表

	病因或性质	症状特点
痰	热邪煎熬	分有形和无形,有形者形质厚浊,无形者无处不到
饮	因寒积聚	形质稀涎,多停留于体内空腔或体位低下之处
水	阴邪	形质最为清稀,可泛溢体表、四末
湿	阴邪	湿性黏滞,但无定体,随五气从化相兼为病

2.溢饮须与风水鉴别

表6-5　溢饮与风水鉴别表

病名	症状特点
溢饮	恶寒无汗,身体疼痛,小便自利,以四肢或一侧肢体明显
风水	汗出恶风,小便不利,浮肿从眼睑开始,迅速延及全身

五、辨证论治

(一)辨证要点

1.辨痰饮类型

2.辨寒热　痰饮总属阳虚寒凝,水饮停聚。但也可郁久化热,致饮热互结,或寒热相兼。

3.辨虚实

(二)治则治法

《金匮要略》提出"病痰饮者,当以温药和之",此为治疗痰饮之原则。同时要区分标本缓急、表里虚实之不同,采取相应的治疗措施。

(三)分证论治

1.痰饮

(1)饮停于胃

【主症】 心下坚满或疼痛,胃脘部有振水声。

【兼次症及舌脉】 恶心或呕吐,呕吐清水痰涎,口不渴或口渴不欲饮,或饮入即吐,背冷如掌大。头晕目眩,小便不利,食少,身体逐渐消瘦,舌苔白滑,脉沉弦或滑。

【病机要点】 水饮留胃,阳气郁遏,胃气上逆。

【治法】 和中蠲饮。

【主方】 小半夏加茯苓汤。

(2)饮邪化热

【主症】 脘腹坚满或灼痛。

【兼次症及舌脉】 烦躁,口干口苦,舌燥,大便秘结,小便赤涩。舌红苔薄黄腻,或黄腻或偏燥,脉弦滑而数。

【病机要点】 胃肠停饮,日久化热。

【治法】 清热逐饮。

【主方】 甘遂半夏汤。

(3)饮留于肠

【主症】 水走肠间,沥沥有声,腹部坚满或疼痛。

【兼次症及舌脉】 脘腹发冷,头晕目眩,或下利清水而利后少腹续坚满,小便不利,纳呆。舌质淡,苔白滑或腻,脉沉弦或伏。

【病机要点】 饮流于肠,阳气郁遏。

【治法】 攻逐水饮。

【主方】　己椒苈黄丸。

2.悬饮

(1)邪犯胸肺

【主症】　寒热往来,咳嗽气急,少痰,胸胁疼痛,呼吸或转侧疼痛加重。

【兼次症及舌脉】　或发热不恶寒,汗少,有汗而热不解,心下痞硬,干呕,口苦,咽干,舌苔薄白或薄黄,脉弦数。

【病机要点】　热郁胸肺,少阳枢机不利,肺气失宣。

【治法】　和解少阳,宣利枢机。

【主方】　柴枳半夏汤。

(2)饮停胸胁

【主症】　胸胁胀满疼痛,转侧时加重,病侧肋间饱满,甚则偏侧胸部隆起。

【兼次症及舌脉】　气短息促不能平卧,或仅能侧卧于停饮的一侧。咳嗽,呼吸困难。舌质淡,苔白或滑腻,脉沉弦或弦滑。

【病机要点】　饮停胸胁,气机不利。

【治法】　攻逐水饮。

【主方】　十枣汤或葶苈大枣泻肺汤。

(3)气滞络痹

【主症】　胸胁灼痛或刺痛,胸闷,呼吸不畅。

【兼次症及舌脉】　咳嗽气逆,呛咳吐白痰涎沫,甚则迁延,日久不已,阴天时更为明显。舌质淡暗,苔薄白,脉弦。

【病机要点】　饮邪久郁,气滞血瘀。

【治法】　理气和络。

【主方】　香附旋覆花汤。

(4)阴虚内热

【主症】　胸胁灼痛,咳呛时作。

【兼次症及舌脉】　口干咽燥,痰黏量少,午后潮热,颧红,心烦,盗汗,手足心热,形体消瘦。舌质红,少苔,脉细数。

【病机要点】 饮阻气郁,化热伤阴,阴虚肺燥。

【治法】 滋阴清热。

【主方】 泻白散或合沙参麦冬汤。

3.支饮

【主症】 咳喘胸满不得卧,痰清稀白沫量多。

【兼次症及舌脉】 面浮肢肿,或经久不愈,平素伏而不作,每遇寒即发,兼见寒热,背痛、身痛等。舌淡体胖有齿痕,苔白滑或白腻,脉弦紧。

【病机要点】 水饮留肺,支撑胸膈。

【治法】 湿肺化饮。

【主方】 小青龙汤。

4.溢饮

【主症】 四肢沉重疼痛浮肿。

【兼次症及舌脉】 恶寒无汗口不渴,或见咳喘,痰多白沫,胸闷,干呕。舌质淡胖,苔白,脉弦紧。

【病机要点】 肺、脾输布失司,水饮流溢肌肤。

【治法】 解表化饮。

【主方】 小青龙汤。

第六节　积聚

一、概念

1.主症　以腹内结块,或胀或痛为诊断本病的主要依据。

2.病机要点　正气亏虚,脏腑失和,气滞、血瘀、痰浊蕴结于腹所致。

二、病因病机

积聚的病因有外感内伤两端。外感源于邪毒,日久不去;内伤则由情志抑郁,久而不解,或饮食伤脾,酿生痰浊,以及虚劳、黄疸等病缠绵不愈,导致气滞血瘀,结聚于腹而成;其病理因素为气滞、痰浊、血瘀。

1.情志抑郁　情志抑郁,致气机阻滞,聚而不散,而成聚证;气滞日久,血运不畅,瘀血内停,脉络受阻,结而成块,故成积证。

2.饮食内伤　饮食不节,损伤脾胃,脾失健运,湿浊痰饮内聚,阻滞气机而为聚证;日久形成气滞血瘀,脉络阻滞,则为积证。

3.邪毒稽留　寒、湿、热诸邪,侵袭人体,留着不去,以致脏腑失和,痰浊内聚,痰食交阻,气机阻滞以成聚证;病久入络,脉涩血凝,结为积块,则为积证。

4.它病转归　黄疸日久不退或黄疸虽消而余邪留恋,致络脉不畅,瘀血内阻;或久疟不愈,气血凝滞,结为疟母;或感染血吸虫,虫阻血络,血络瘀滞;或虚劳日久,气滞血瘀,均可致积证。

三、诊断

1.积证以腹部可扪及包块,或胀或痛为临床特征。

2.聚证以腹中气聚攻窜胀痛、时作时止为临床特征,腹部无包块。

3.常有情志不调、饮食不节、感受外邪或有黄疸、胁痛等诱因与病史。

四、辨证论治

(一)辨证要点

1.辨积证与聚证

2.辨积块部位

3.辨积证的初期、中期与末期

（二）治则治法

积聚治疗以调气理血为基本原则,重在处理好攻补的关系。攻伐类药物应权衡虚实,慎勿过用;治实当顾其虚,牢记补虚勿忘其实的原则。

（三）分证论治

1.聚证

（1）肝气郁滞

【主症】　腹中气聚,攻窜胀痛,时聚时散,常随情绪波动而起伏。

【兼次症及舌脉】　脘胁间时或不适,舌淡红,苔薄,脉弦。

【病机要点】　肝失疏泄,腹中气聚。

【治法】　疏肝解郁,行气消聚。

【主方】　发作时以木香顺气散加减,缓解时以逍遥散化裁。

（2）食滞痰阻

【主症】　腹胀或痛,时有条索状物聚起,按则胀痛加剧。

【兼次症及舌脉】　便秘纳呆,脘闷不舒,舌苔腻,脉弦滑。

【病机要点】　食滞痰浊交阻,气聚不散,结而成块。

【治法】　行气化痰,导滞通腑。

【主方】　六磨汤。

2.积证

（1）气滞血阻

【主症】　腹部积块软而不坚,固着不移。

【兼次症及舌脉】　腹部胀痛,口苦,脘痞,舌质青紫,舌苔薄,或见瘀斑,脉弦。

【病机要点】　气滞血阻,脉络不和,积而成块。

【治法】　理气活血,通络消积。

【主方】　金铃子散合失笑散。

（2）瘀血内结

【主症】　腹部肿块明显,硬痛不移。

【兼次症及舌脉】 面暗消瘦,纳减乏力,或见女子月经不调、男子阳萎,舌质紫暗或见瘀斑,苔薄白,脉弦细涩。

【病机要点】 瘀结成块,正气耗损,脾运不健。

【治法】 祛瘀软坚,调理脾胃。

【主方】 膈下逐瘀汤为主,间服六君子汤。

(3)正虚瘀结

【主症】 积块坚硬,疼痛加剧。

【兼次症及舌脉】 面色萎黄或黧黑,形脱骨立,饮食大减,或呕血、便血、衄血,舌质淡紫,无苔,脉细数或弦细。

【病机要点】 癥积日久,中虚失运,气血衰少。

【治法】 大补气血,化瘀散结。

【主方】 八珍汤合化积丸。

第七节　虚劳

一、概念

1.主症　以形神疲惫,心悸气短,面容不华等慢性虚弱性症状为诊断本病的主要依据。

2.病机要点　脏腑、气血、阴、阳亏损所致。

二、病因病机

虚劳的病因极为复杂,但不外先天不足,后天失调;其基本病机主要为气、血、阴、阳的亏损,脏腑功能失调。

1.先天不足　父母体虚、胎中失养、临产受损、产后喂养失当等原因,皆能使小儿脏腑不健,气血不充,生机不旺,造成形气薄弱,则后天易于罹患疾病,并在病后不易治愈,导致久病不复,而成虚劳。

2.后天失养

（1）烦劳过度,损伤五脏:长期的劳力、脑力、房劳过度,忧思积虑等,耗损正气,损伤五脏,日久成劳。

（2）饮食不节,损伤脾胃:暴饮暴食,或过用伤胃药物等,导致脾胃损伤,气血化源不足,遂成虚劳。

（3）大病久病,失于调理:久病大病均致脏气过伤,正气虚损,精气不复,积虚成损,逐渐发展为虚劳。

（4）失治误治,损耗精气:由于用药不当,或失治误治,使阴精或阳气受损难复,导致虚劳的发生。

三、诊断

1.临床多见形神衰惫,心悸气短,面容不华,自汗盗汗,五心烦热,或畏寒肢冷,身体羸瘦,甚则大肉尽脱,不思饮食,脉虚无力等阴阳气血亏虚,脏腑功能衰退的症状。

2.有长期慢性病史,或存在引起虚劳的其他致病因素,多见于大病、久病之后。

3.排除其他内科疾病中的虚证。

四、辨证论治

（一）辨证要点

1.辨病性　虚劳辨证时,首先应明确是哪些脏腑之虚损,是两脏还是多脏,然后再辨清是气血亏虚还是阴阳虚损。

2.辨顺证与逆证

（二）治则治法

1.虚劳的治疗当以补益为基本原则,治疗时要根据气血阴阳亏损之不同,采取益气、养血、滋阴、温阳之法。

2.根据病变脏腑有针对性地进行补益。

3.还应注意以下两方面:一是重视脾肾,其对虚劳的转归预后非常重要;二是对于虚中夹实或兼感外邪者,当补中有泻,扶正祛邪。

4.对久病有瘀血之征象者,还应适当予以活血化瘀之法。

(三)分证论治

1.气阴耗伤

【主症】　面色㿠白,气短难续,体倦乏力,两颧潮红,五心烦热。

【兼次症及舌脉】　语声低怯,形体虚羸,自汗或盗汗,或见咳嗽咯血,血色淡红,舌质嫩红,有齿痕,苔少,脉细弱或细数。

【病机要点】　元气亏虚,阴精不足。

【治法】　益气养阴,补虚扶正。

【主方】　黄芪鳖甲散。

2.肺肾气虚

【主症】　呼吸浅短难续,呼多吸少,动则尤甚,腰膝酸软,小便不利或小便自遗。

【兼次症及舌脉】　面白神疲,声低气怯,畏风自汗,易于感冒。或呼吸困难,甚则张口抬肩,倚息不能平卧,冷汗淋漓,肢冷唇青,舌质淡胖,苔白,脉沉弱,或浮大无根。

【治法】　补肺益肾,培元纳气。

【病机要点】　肺气耗损,肾失摄纳。

【主方】　补肺汤合人参蛤蚧散。

3.气血亏虚

【主症】　心悸怔忡,彻夜难寐,食少腹胀,大便溏薄,肌肤紫斑,齿衄、鼻衄。

【兼次症及舌脉】　头晕健忘,倦怠乏力,面色萎黄,女子经少色淡或淋漓不断,舌质淡嫩,脉细弱。

【病机要点】　心血不足,脾气虚弱。

【治法】　健脾养心,益气补血。

【主方】　归脾汤。

4.肝肾阴虚

【主症】　爪甲失荣,筋惕肉瞤,胁痛隐隐,眼花目涩,腰膝酸软,头晕目眩,颧红烦热。

【兼次症及舌脉】　咽干口燥,耳鸣健忘,盗汗失眠,男子遗精,女子经少,下肢痿软无力,甚至步履全废,腿胫大肉尽脱,舌红少苔或无苔,脉沉细而数。

【病机要点】　肝肾阴虚,虚热内扰。

【治法】　滋补肝肾,养阴清热。

【主方】　六味地黄丸合补肝汤。

5.脾肾阳虚

【主症】　畏寒肢厥,腰膝酸冷或脘腹冷痛,五更泄泻,下痢清谷,面浮肢肿。

【兼次症及舌脉】　面色㿠白,形神衰惫,饮食少进,小便不利,舌淡胖有齿痕,苔白滑,或舌紫暗,脉细弱无力。

【病机要点】　脾肾阳虚,失于温煦,运化失常,固摄无权。

【治法】　温补脾肾,化饮利水。

【主方】　附子理中汤合金匮肾气丸。

6.心肾阳虚

【主症】　心悸怔忡,小便不利,面浮肢肿。

【兼次症及舌脉】　畏寒肢冷,甚至唇甲青紫,神倦无力,小便不利,舌质暗淡或青紫、苔白滑,脉沉微细或结代。

【病机要点】　心肾阳虚,温煦失调,运血无力,固摄无权。

【治法】　温补心肾,益气温阳。

【主方】　拯阳理劳汤合右归饮。

7.肾阴阳两虚

【主症】　腰膝酸软或冷痛,耳鸣发枯,颧红盗汗或形寒肢冷。

【兼次症及舌脉】　头晕目眩,午后潮热,小便频数,浑浊如膏,或饮一溲一,男子梦遗或滑精、阳痿,女子经少经闭,舌光红少津,或舌淡体胖,边有齿痕,脉微细而数,或虚大。

【病机要点】　阴阳俱虚,下元虚惫,固摄无权。

【治法】　滋阴补阳,培元固本。

【主方】　偏阳虚者以右归丸为主方,偏阴虚者以左归丸为主方。

8.肾精亏耗

【主症】　形体羸瘦,精神呆钝,发落齿摇,壮年男子精少不育,育龄女子经闭不孕。

【兼次症及舌脉】　头晕目眩,健忘恍惚,耳鸣耳聋,足痿无力,面色㿠白,舌瘦无华,脉细弱。

【病机要点】　肾精不足,髓失所养。

【治法】　补肾填精,滋阴充髓。

【主方】　河车大造丸。

9.正虚瘀结

【主症】　面色萎黄或黧黑,肌肤甲错,体瘦形脱,腹部胀满或内有肿块。

【兼次症及舌脉】　饮食大减,甚则不能进食,常伴鼻衄、齿衄、咯血等,唇甲黯淡,舌质紫黯或瘀斑瘀点,脉细数或细涩。

【病机要点】　正气亏损,气血两虚。

【治法】　补益气血,活血祛瘀。

【主方】　大黄䗪虫丸。

第八节　内伤发热

一、概念

1.主症　不因感受外邪,而由内伤所导致的发热为诊断本病的主要依据。

2.病机要点　脏腑功能失调,气血阴阳亏虚。

二、病因病机

内伤发热的病因虽复杂,但均由内伤所致。主要由劳倦过度、饮食失调、情志内伤、久病失血等引发;也有体质因素。其病理因素不外气、火、痰、瘀、虚。

1.**体虚久病** 素体阴虚或热病经久不愈,或吐泻日久,或汗出过多,或误用过用温燥药物,以致阴精损伤,水不制火引起发热。或心肝血虚,无以敛阳,虚热内生。也有平素阳气不足,或误用、过用寒凉药物等,导致脾肾阳虚,火不归源,虚阳外浮引起发热。

2.**饮食劳倦** 过度劳累,饮食失调,以致脾胃虚弱,中气不足;或脾虚不能化生阴血,气血亏虚;或饮食不节,湿浊内生,湿郁化热,均可引起发热。

3.**情志失调** 情志抑郁,肝气不能条达,气郁化火;或恼怒过度,肝火内盛,以致发热。

4.**外伤出血,血瘀阻滞** 由于失血过多,无以敛阳,虚热内生而致发热;或外伤后气血瘀阻,出血后离经之血停积体内,经脉壅遏不畅;或情志失调,气滞血涩,或劳倦耗气,气虚血滞,血瘀化热均可引起发热。

三、诊断

1.以发热为主症,多为低热,有的患者仅自觉发热,自感五心烦热,骨蒸潮热,面部烘热,肢体如灼,但体温并不升高,热势随病性不同差异较大。

2.起病缓慢,病程较长,无恶寒,或虽有怯冷,但得衣被则温。常兼见头晕、神疲、自汗、盗汗、脉弱等症。

3.一般有气、血、水壅遏或气血阴阳亏虚的病史,或有反复发热的病史。无感受外邪所致的头身疼痛、鼻塞、流涕、脉浮等表证。

四、辨证论治

（一）辨证要点

1.辨证候虚与实

2.辨轻重　一般病程长,热势亢盛、持续发热、久治不愈,或反复发作,致胃气衰败,则病情较重。反之则病情较轻。

（二）治则治法

内伤发热的治疗原则为调理阴阳,补虚泻实。针对不同的病机进行治疗。若因其他疾病引起的内伤发热,除辨虚实治疗外,尚须结合原发病施治。

本病须注意不可一见发热便任意使用发散或苦寒之剂。因发散易于耗气伤津,苦寒易损脾胃之阳,且易化燥伤阴,反而促使病情加重。

（三）分证论治

1.阴虚发热

【主症】　午后或夜间发热,手足心热或骨蒸潮热。

【兼次症及舌脉】　心烦,少寐,颧红,盗汗,口干咽燥,大便干结,尿少色黄,舌质干红或有裂纹,无苔或少苔,脉细数。

【病机要点】　阴虚阳盛,虚火内炽。

【治法】　滋阴清热。

【主方】　清骨散。

2.血虚发热

【主症】　低热,头晕眼花,面白少华。

【兼次症及舌脉】　倦怠乏力,心悸不宁,唇甲色淡,舌质淡,脉细弱。

【病机要点】　血虚失养,阴不配阳。

【治法】　益气养血,以除虚热。

【主方】　归脾汤。

3.气虚发热

【主症】　发热或低或高,常在劳累后发生或加剧。

【兼次症及舌脉】　头晕乏力,气短懒言,自汗,易于感冒,食少便溏,舌苔薄白,舌边有齿痕,脉细弱。

【病机要点】　中气不足,阴火内生。

【治法】　益气健脾,甘温除热。

【主方】　补中益气汤。

4.阳虚发热

【主症】　自觉发热而体温多不高,热而欲近衣,形寒怯冷,四肢不温。

【兼次症及舌脉】　面色㿠白,头晕嗜卧,腰膝酸痛,或面色浮红,气短懒言,大便稀溏,舌质淡胖,或有齿痕,苔白润,或苔黑而润,沉细无力或浮大无力。

【病机要点】　肾阳亏虚,火不归源。

【治法】　温阳补肾,引火归源。

【主方】　金匮肾气丸。

5.肝郁发热

【主症】　时觉心热心烦,热势常随情绪波动而起伏。

【兼次症及舌脉】　精神抑郁而烦燥易怒,胸胁胀闷,喜叹息,口苦而干。妇女常兼月经不调,经来腹痛或乳房发胀,舌质红,苔黄,脉弦数。

【病机要点】　气郁日久,化火生热。

【治法】　疏肝理气,解郁清热。

【主方】　丹栀逍遥散。

6.湿阻郁热

【主症】　低热,午后明显,热难速已,或身热不扬。

【兼次症及舌脉】　胸闷脘痞,身重而累,头痛如裹,不欲饮食,渴而不饮,恶心呕吐,大便不爽或稀薄。或见寒热如疟,口苦厌油,身目发黄,舌质红,舌苔白腻或黄腻,脉濡或濡数。

【病机要点】　湿邪阻滞,壅遏化热。

【治法】　芳化宣畅,除湿清热。

【主方】　三仁汤。

7.瘀血发热

【主症】　午后或夜晚发热,或自觉身体局部发热。

【兼次症及舌脉】　口干咽燥而不欲饮,躯干或四肢有固定痛处,或有肿块,或见肌肤甲错,面色萎黄或黯黑。舌质紫暗或有瘀点、瘀斑,脉涩。

【病机要点】　血行瘀滞,瘀热内生。

【治法】　活血化瘀。

【主方】　血府逐瘀汤。

参 考 文 献

1.周英信.中医内科学.贵州:贵州科技出版社,2012

2.马雄飞.实用中医内科学.陕西:陕西科学技术出版社,2012

3.罗仁,曹文富.中医内科学.北京:科学出版社,2013

4.吴勉华,王新月.中医内科学.北京:中国中医药出版社,2012

5.魏睦新.中医内科一本通.北京:科学技术文献出版社,2009

6.程丑夫,谭圣娥.中医内科临证诀要.湖南:湖南科学技术出版社,2015

7.王永炎.中医内科学.北京:人民卫生出版社,2010

8.宫晓燕.中医内科学.北京:科学技术文献出版社,2012

9.张伯礼.中医内科学.北京:人民卫生出版社,2012

10.张伯臾.中医内科学.上海:上海科学技术出版社,2014

11.白小林.现代中医内科学.吉林:吉林科学技术出版社,2012

12.肖振辉.中医内科学.北京:人民卫生出版社,2010

13.井霖源,于晓斌.内科学.北京:中国中医药出版社,2010

14.宋卫华.实用临床中医内科学.北京:科学技术文献出版社,2012

15.石学敏,戴锡孟,王键.中医内科学.北京:中国中医药出版社,2009